眼科専門医が作った

# 貼るだけで目がよくなる すごい写真

眼科専門医
林田康隆

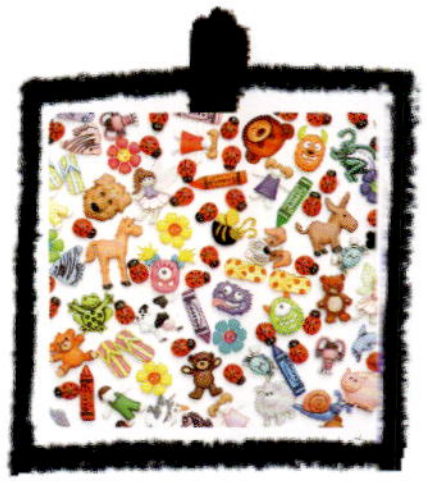
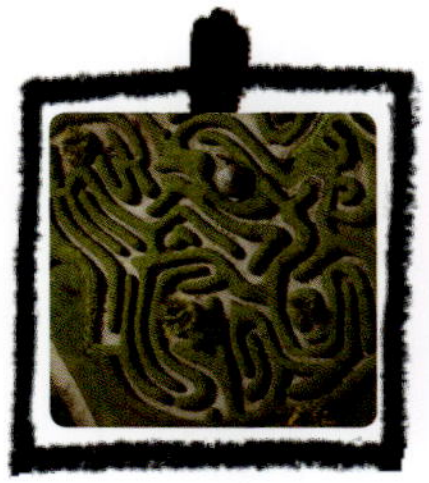
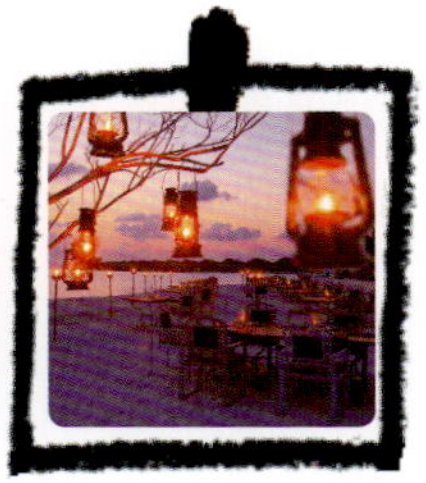

アスコム

「ピントが合いやすくなった」
「子どもの視力が改善した」

『1日1分見るだけで目がよくなる28のすごい写真』が、
ありがたいことに、ベストセラーになりました。

**近視、老眼、疲れ目**などの
原因の1つが、
スマホやパソコン、ＴＶなどで
**近くを見続けすぎている**
ということです。

近くを見ると
目の中のピント調整にかかわる毛様体筋《もうようたいきん》が緊張します。
それが長時間続くと
緊張しっぱなしの筋肉はこり固まってしまいます。
近くにピントが合ったままの状態が
現代人にさまざまな不調を起こしているのです。

今、世界的に近視の爆発的増加が問題になっています。
視力が4.0以上あるといわれていた
アフリカでも、
メガネを使う方が増えているそうです。
その原因として勉強時間の増加、
パソコン、スマホの普及などが挙げられています。
遠くを見ていた人たちが、

**近くを見る**
**機会が増えた途端に**
**視力が落ちた**というのです。

私たちも、以前より
近くを見ることが多い生活を送っています。

そうした環境の変化が、
近視や疲れ目、老眼を助長しています。

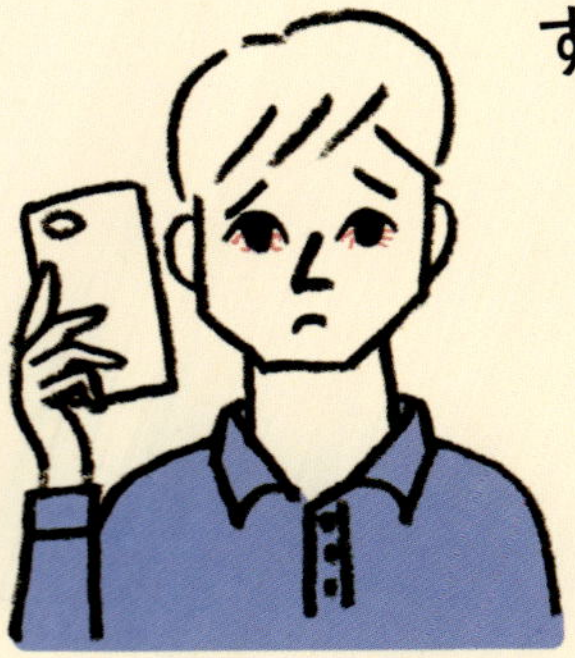

同じ姿勢を長時間続けていると、
筋肉のコリを生み、それは重大な病気に
つながりかねません。
目も同じです。

ひどくなる前に、
**毎日、コリをほぐすことが、**
**近視、老眼、疲れ目の**
**改善には大切なのです。**

そこで毎日写真を
見ていただくために考えたのが、
**本書の写真を**
**切り離して貼れる**
というコンセプトです。

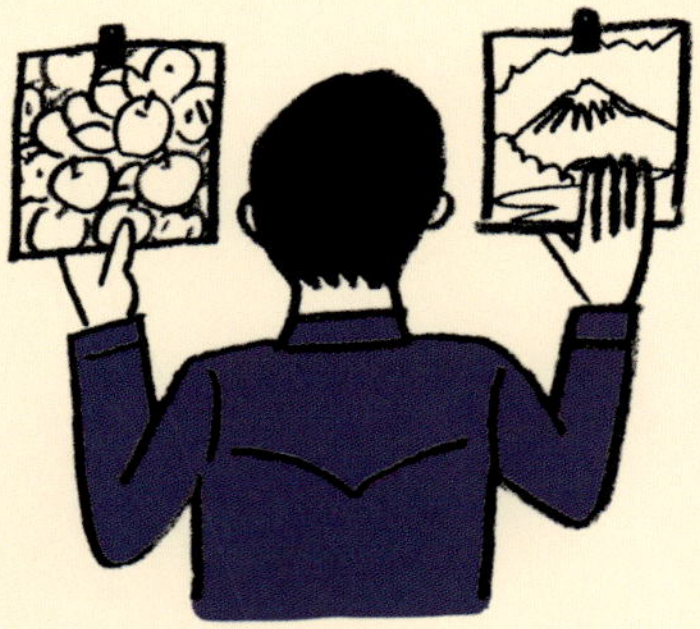

好きなところに写真を貼ることで
次の2つのメリットがあります。

**1**
仕事の合間、
リビングでくつろいでいるとき、
トイレや料理の最中など、
**隙間時間でできる**

**2**
よく見るところに
貼っておけば、
**目のケアを忘れにくくなる**

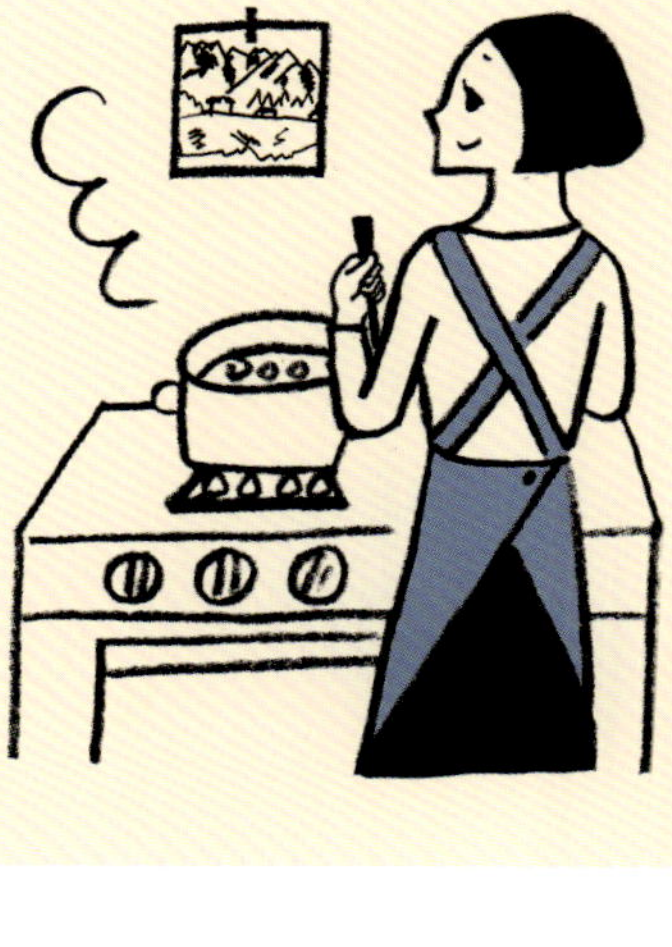

つまり、切り離せることで、
毎日、忘れずに、目のケアができるのです。

おひとりで、親子で、ご家族で写真を眺めてください。
今回、いろいろな最新のエビデンスを元に、

- 「脳内視力」といわれる、目から入った情報を正確に認識する力をより鍛えられる写真
- ドライアイを改善する写真
- 緑《りょく》内《ない》障《しょう》や加《か》齢《れい》黄《おう》斑《はん》変《へん》性《せい》など失明しうる目の病気の早期発見に役立つ写真

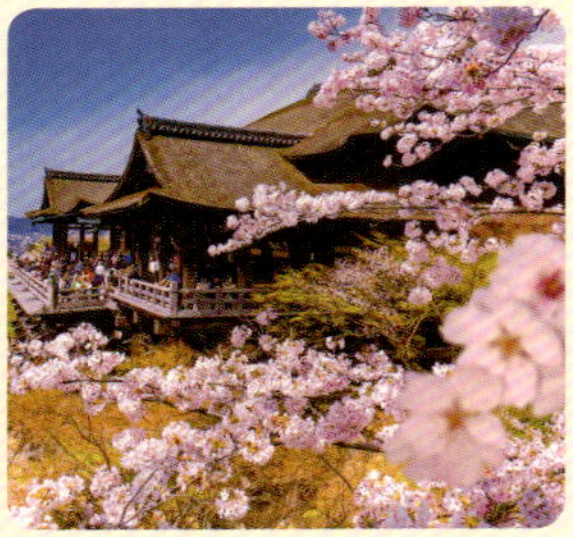

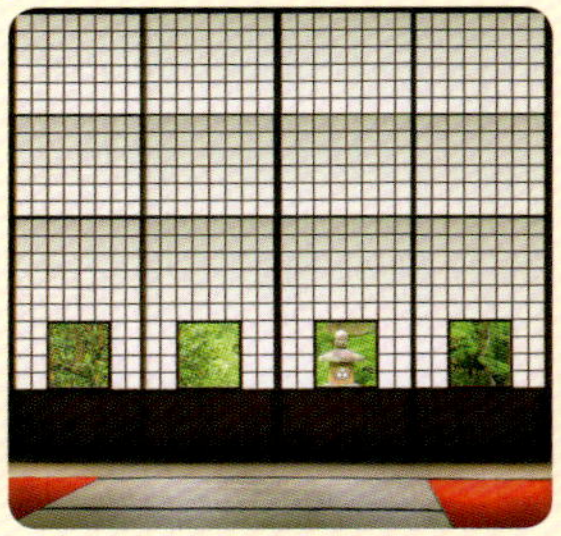

など、前著にはなかった
新たな要素も盛り込んでいます。

毎日少しの時間、
写真を見るだけで、
きっと見え方に変化を感じてくるでしょう。
ぜひ、いろいろなところに
貼ってみてください。

生活空間があなたの目を守る空間に早変わりし、
日々の暮らしの中で自然と目の健康を意識することで、
あなたや家族の目は
守られていくはずです。

林田康隆

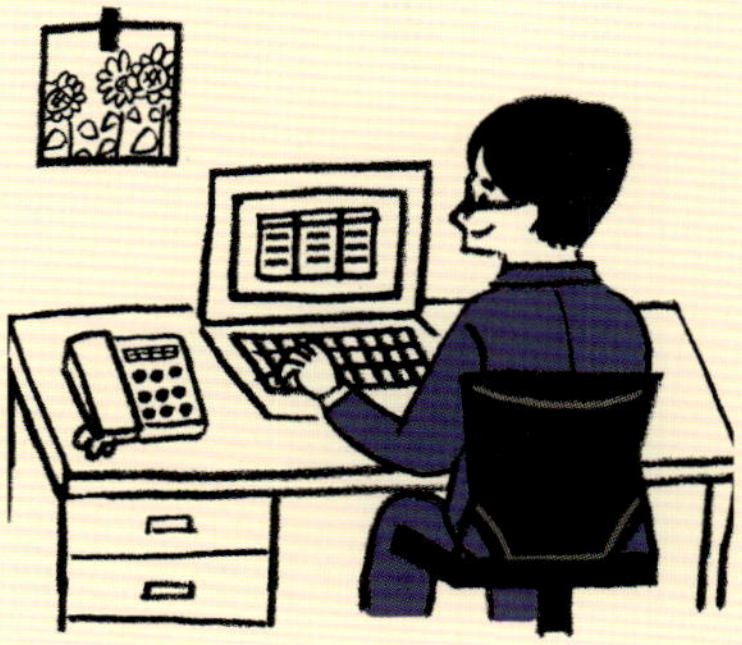

# この本の使い方

## さあ、始めよう！

### 本から写真を切り離す

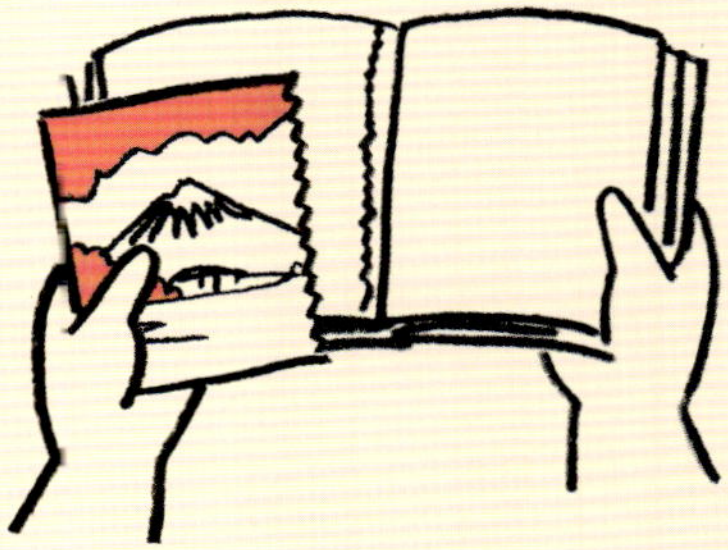

ミシン目に沿ってゆっくり写真を切り離しましょう！

### 切り離した写真を好きな場所に貼る

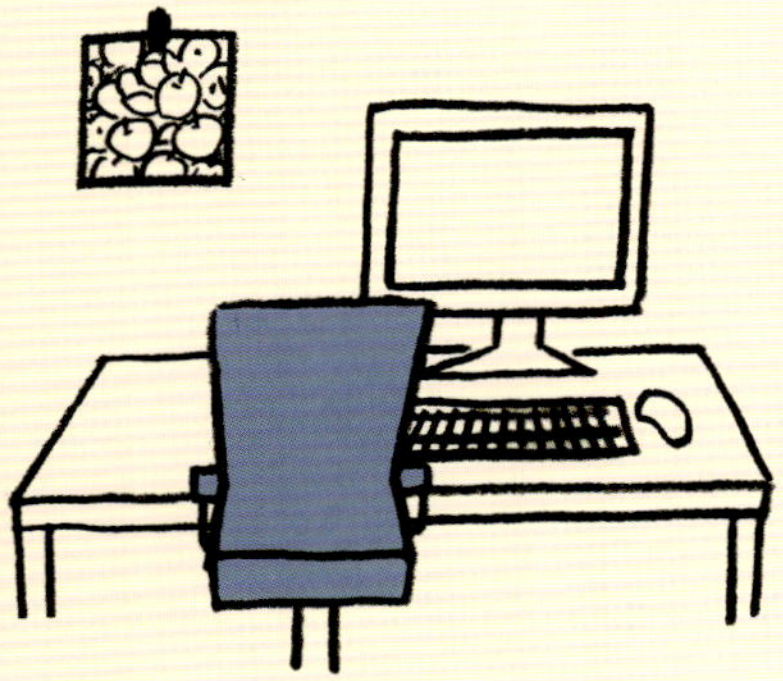

切り離したら好きな場所に貼りましょう。目線と同じ高さ、もしくは少し下ぐらいが◎。

### 好きなときに眺める

写真の前から40〜60センチ程度離れて見ましょう。見えにくかったら近づいても大丈夫。

## 本から写真を切り離さない場合

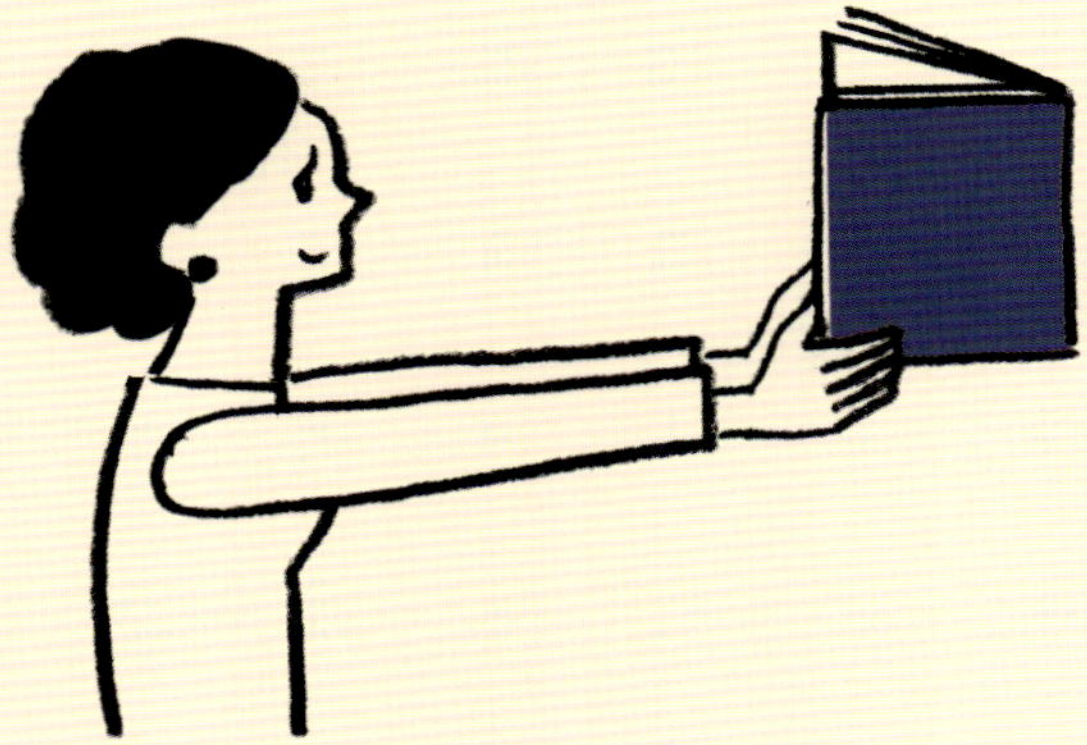

### 本を広げて腕を伸ばし少し距離をとって眺める

40〜60センチ離すのが基本。腕が疲れるなら、テーブルや机に置いてもOK。

# 効果が出る見方、貼り方

## 1 1日1回、1分程度でOK

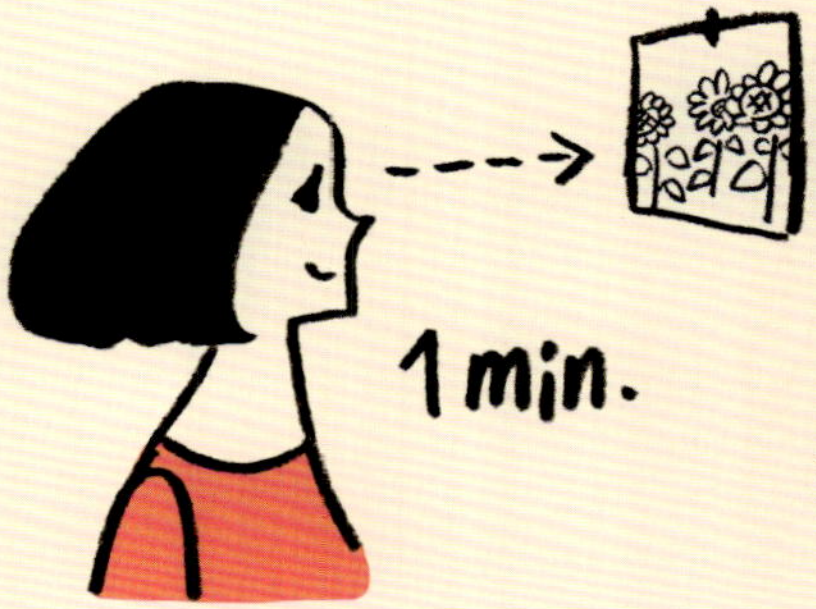


目が疲れないように1分ぐらい見てください。すぐ終わってしまうメソッドは繰り返して1分程度になるように。疲れない範囲であれば、何度行っても構いません。

## 2 明るくてごちゃごちゃしていないところで眺める

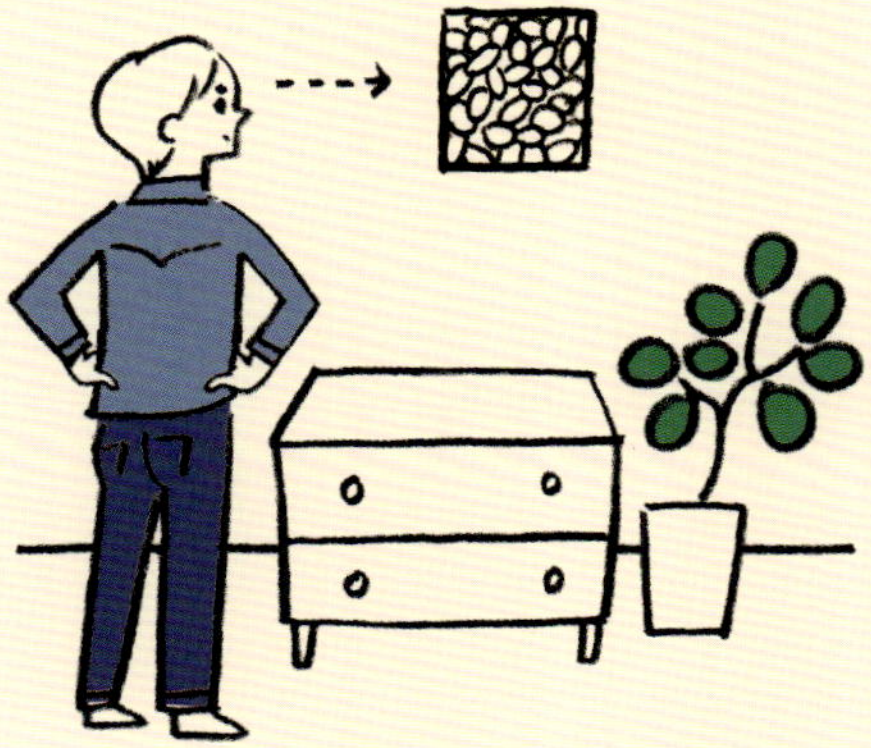

写真に集中できるよう、カレンダーや時計、本棚といったものが、視界に入らないところに貼りましょう。できるだけ明るいところがいいです。

## 3 コンタクトやメガネはつけたまま！

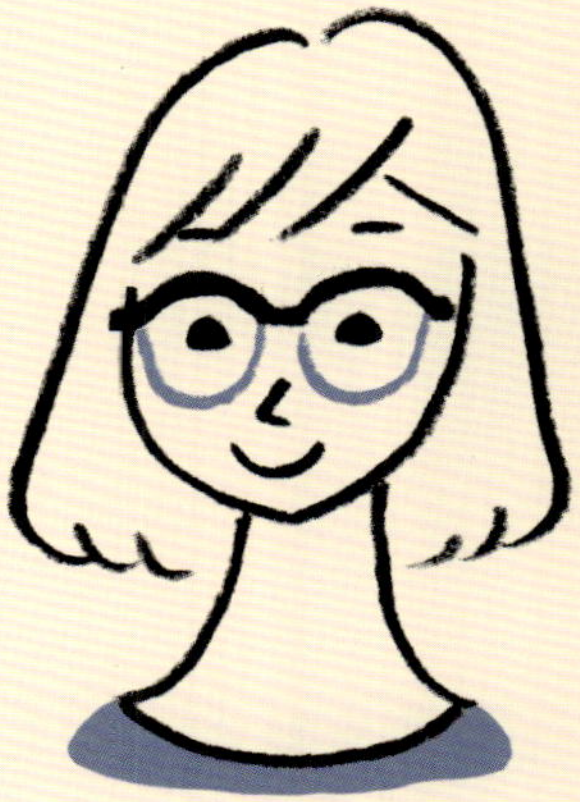

普段、メガネやコンタクトレンズをしている人はそのままで大丈夫です。裸眼で行ってもよいですが見えづらいと効果が出ません。

## 4 まばたきをして眺めても大丈夫！

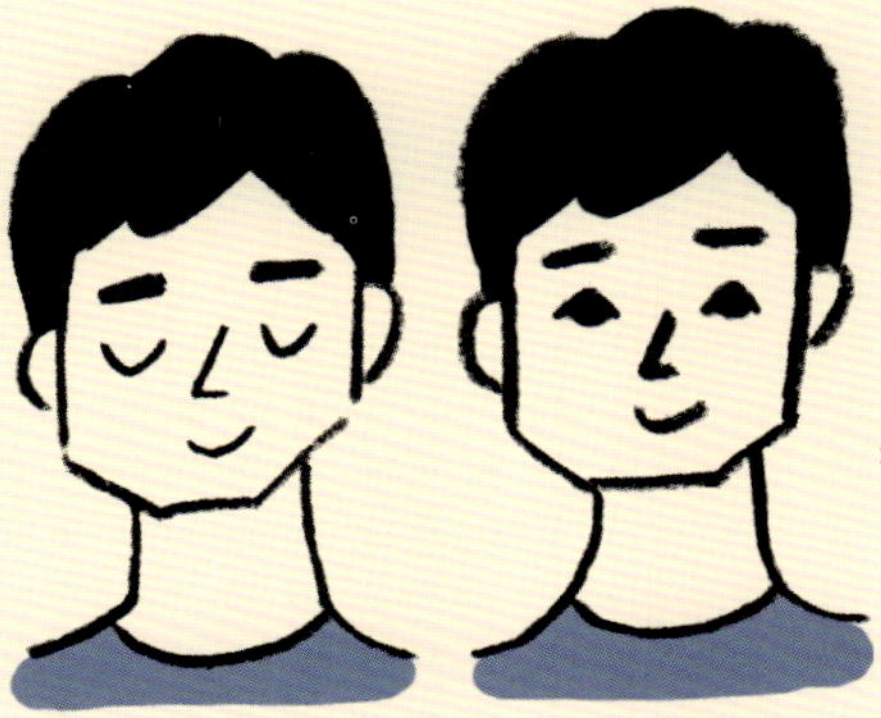

じっと見るといっても、写真を見ている最中、まばたきはガマンしないでください。無理をすると、目が疲れてしまって逆効果になります。

# ぜひ貼って見てください

## こんなふうに楽しめます

### 1 仕事で目が疲れたときに

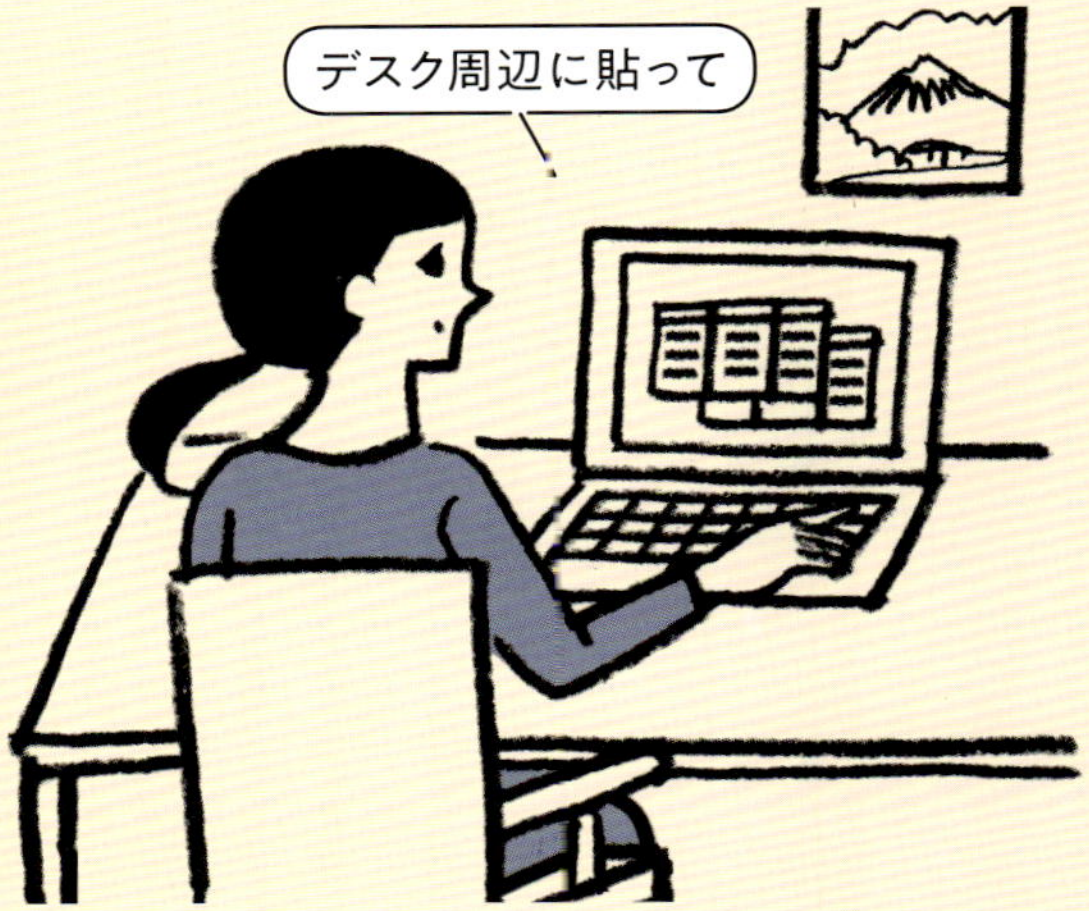
デスク周辺に貼って

パソコンで長時間の作業をして、
目が疲れているときに！
すぐに目をリフレッシュ！

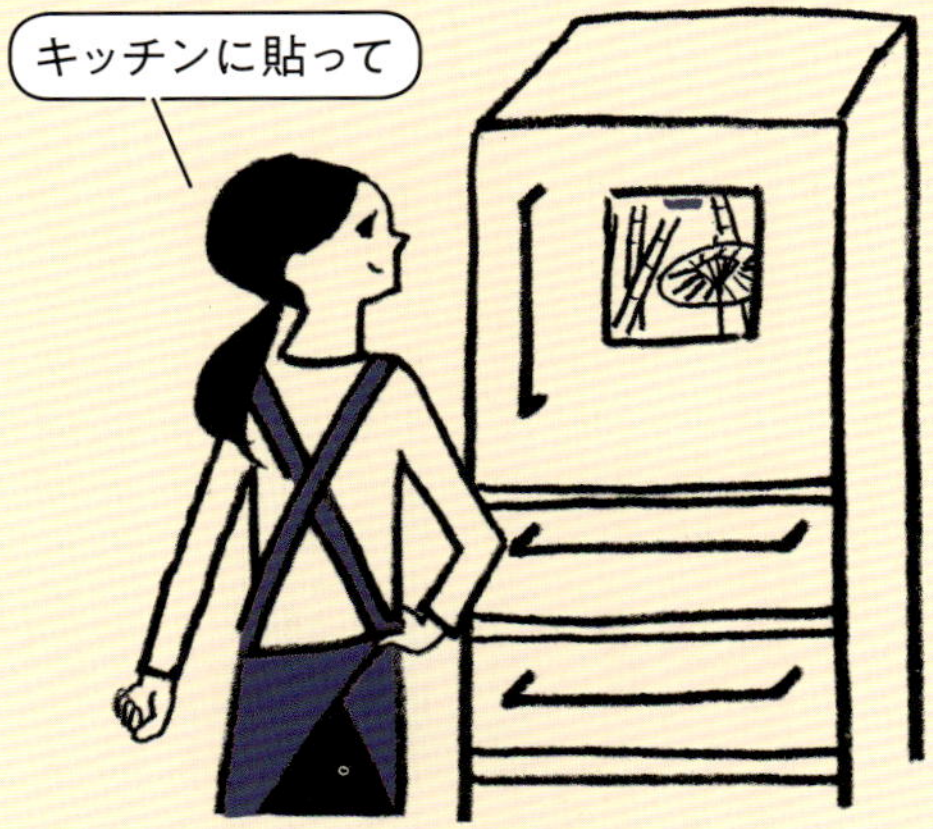
キッチンに貼って

### 2 家事の合間のちょっとした時間に

食器洗い、洗濯、掃除など家事の合間のちょっとした時間を有効活用できます！

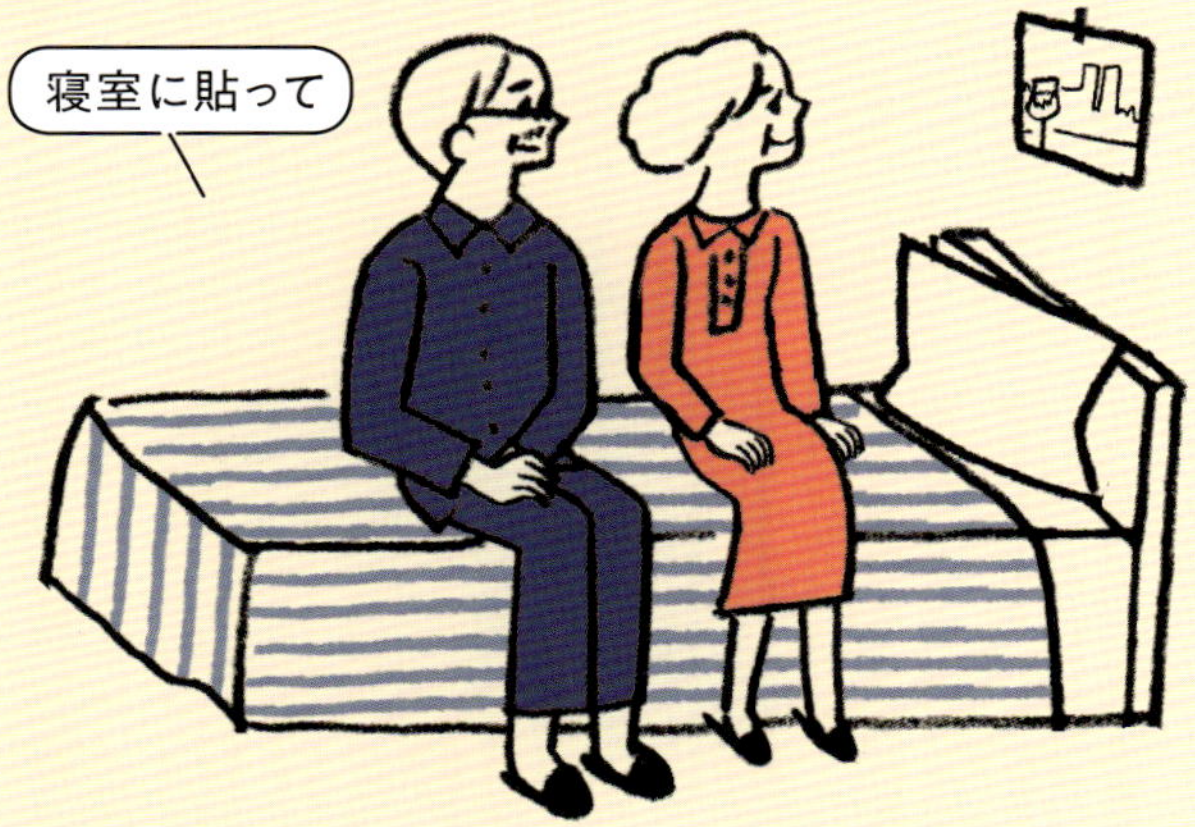
寝室に貼って

### 3 寝る前のひとときに

寝る前に、きれいな写真を眺めて、
目も心もリラックス。

## 写真を変えるタイミングは自由!!

写真に飽きるまでは、同じ写真を使って構いません。ただ、効果もやり方も写真によって異なるので、ぜひいろいろな写真を試してください。

## 4 家族団らんで！

大人も子どもも楽しめる写真を用意しています！家族のコミュニケーションの一環に。

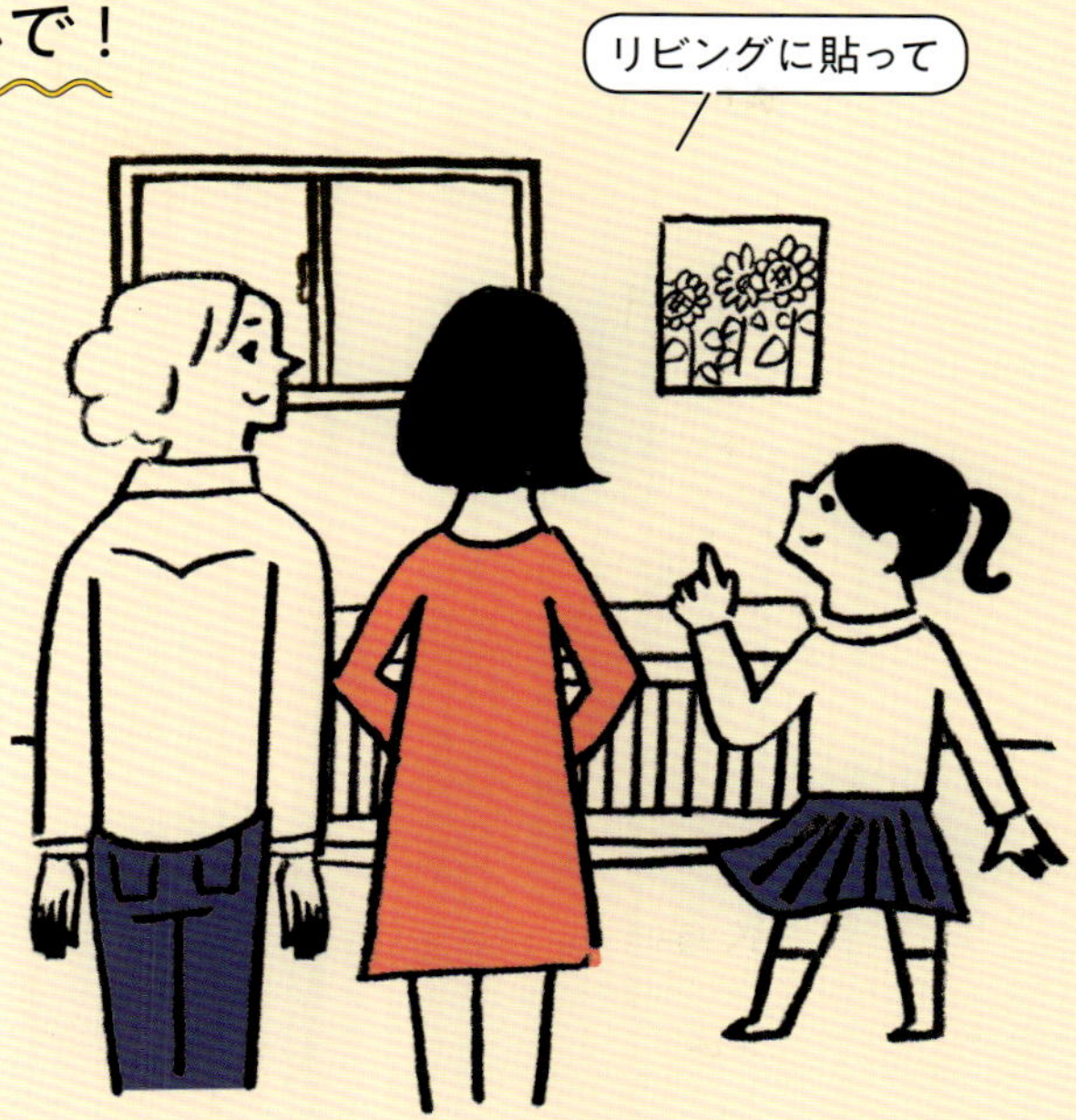


貼れるから
隙間の時間に
楽しめる!!
やり忘れることも
防げる！

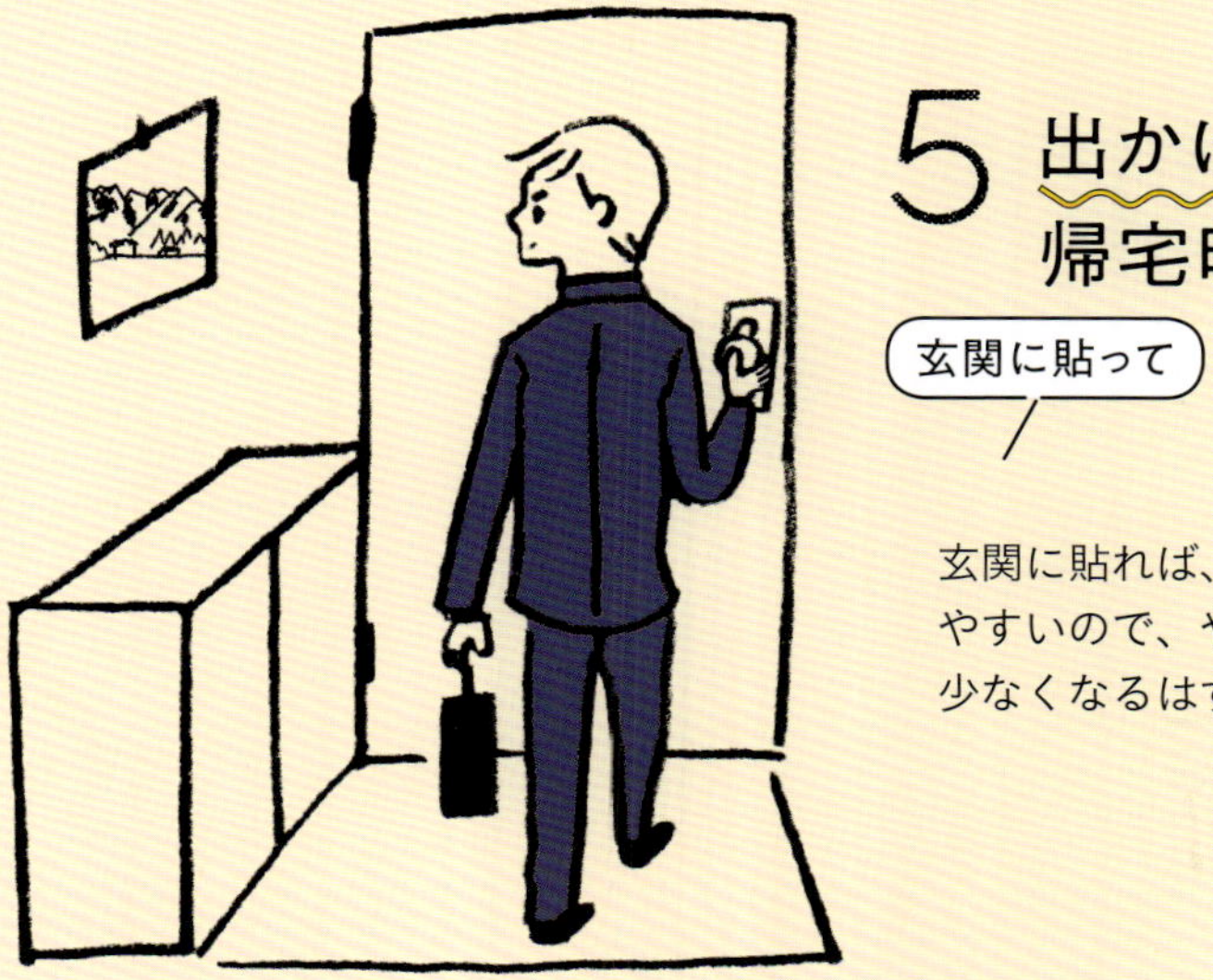


## 5 出かける前や帰宅時に

玄関に貼れば、目につきやすいので、やり忘れも少なくなるはずです。

# なぜ、貼った写真を眺めるだけで目がよくなるの!?

**理由は2つ!!**

理由1

目の中にあるピントを合わせる**毛様体筋のコリ（目のコリ）をほぐす**ことができる

理由2

目から入った情報を正確に脳に届ける**〝脳内視力〟を鍛えられる**

目のコリについて詳しく紹介!!

# 目のコリをほぐすと目がよくなるのには理由があります

## 毛様体筋の緊張で目がこり、疲れてしまう

目の中には、ピント調節機能を担う「毛様体筋」という筋肉があります。ものを見るときはこの筋肉が緊張（収縮）したり、緩んだりしてピントを奥や手前に合わせています。

ただ、パソコンやスマホを長時間使用するなどして、**近くばかりを見ていると、毛様体筋が緊張し続ける状態が続き、目がこって疲れてしまいます。**そうなることで、ピントが合いづらくなるなどの症状が出てきます。

つまり、「目をよくする」には、体のストレッチなどと一緒で、こった目の筋肉をほぐし、緩めてあげることが大切なのです。

### 目のしくみ

【近くを見る】

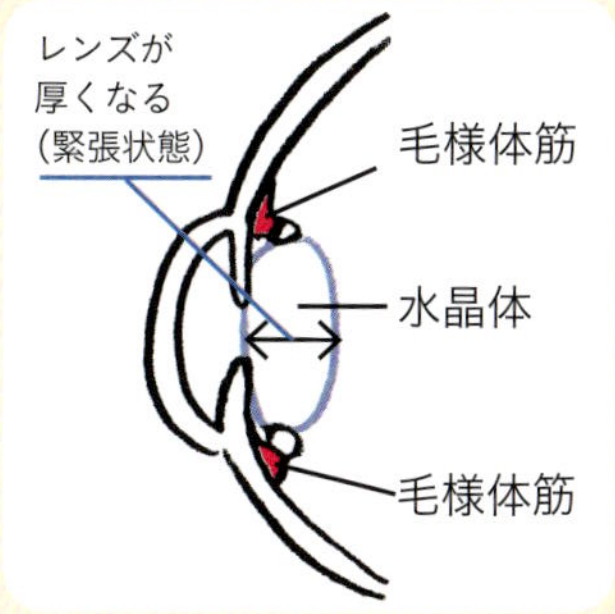


近くのものを見るとき毛様体筋は緊張して、レンズの役割をする水晶体をふくらませることでピントを合わせます。

【遠くを見る】

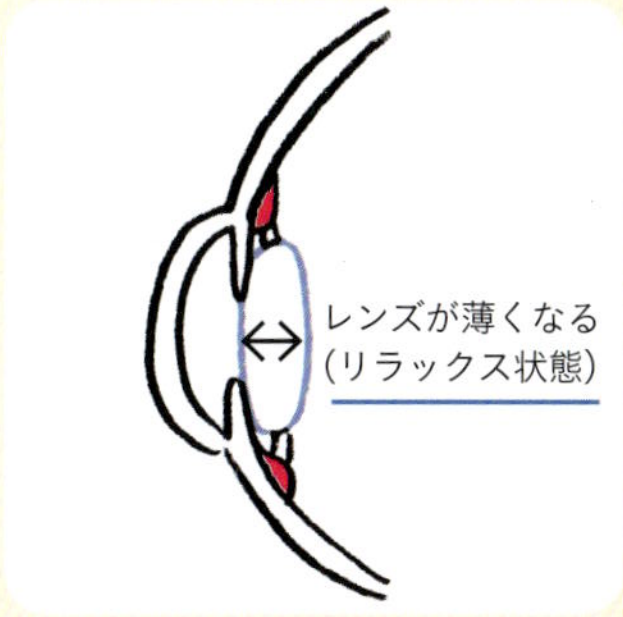


遠くのものを見るときは、毛様体筋が緩まりレンズの役割をする水晶体を薄くしてピントを合わせます。

## 目のコリをほぐす写真

### 1 遠近を交互に見ることでこわばりがほぐれる

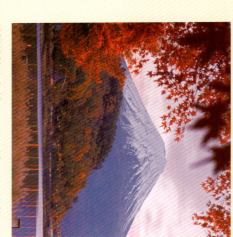

毛様体筋を収縮させたり緩めたりを繰り返すことでストレッチ効果が！

### 2 数字を追うことで毛様体筋を鍛える

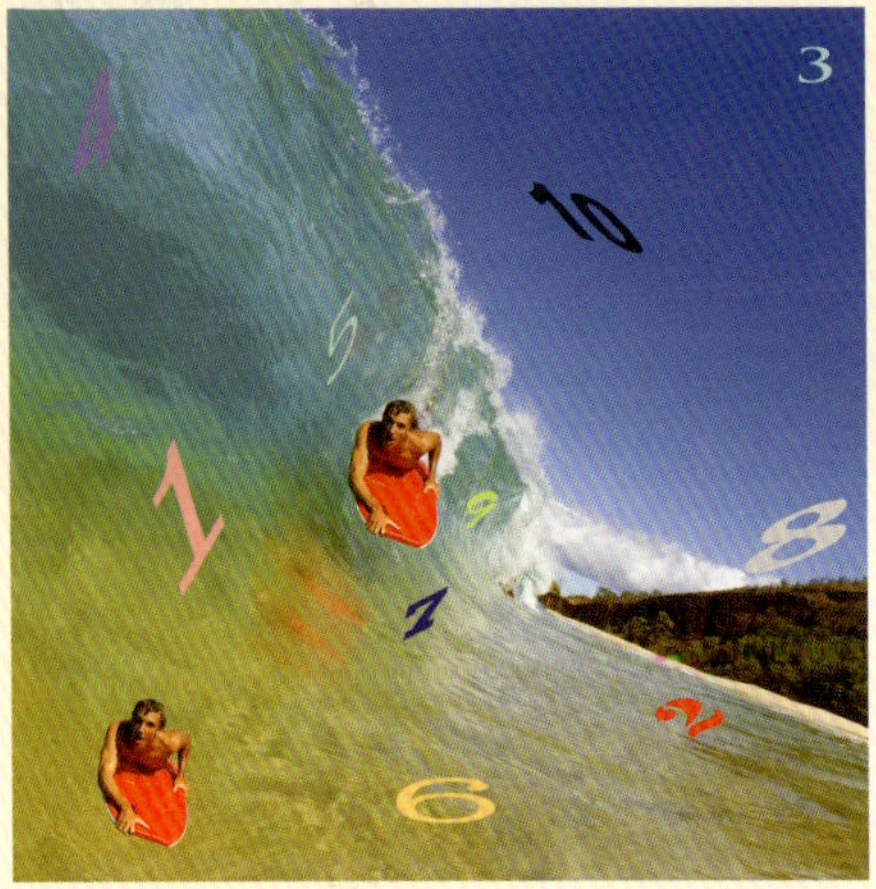

写真の中にかくれた、数字を探すことは、ものを認識する力も養います。

### 3 迷路をたどることが目のストレッチに

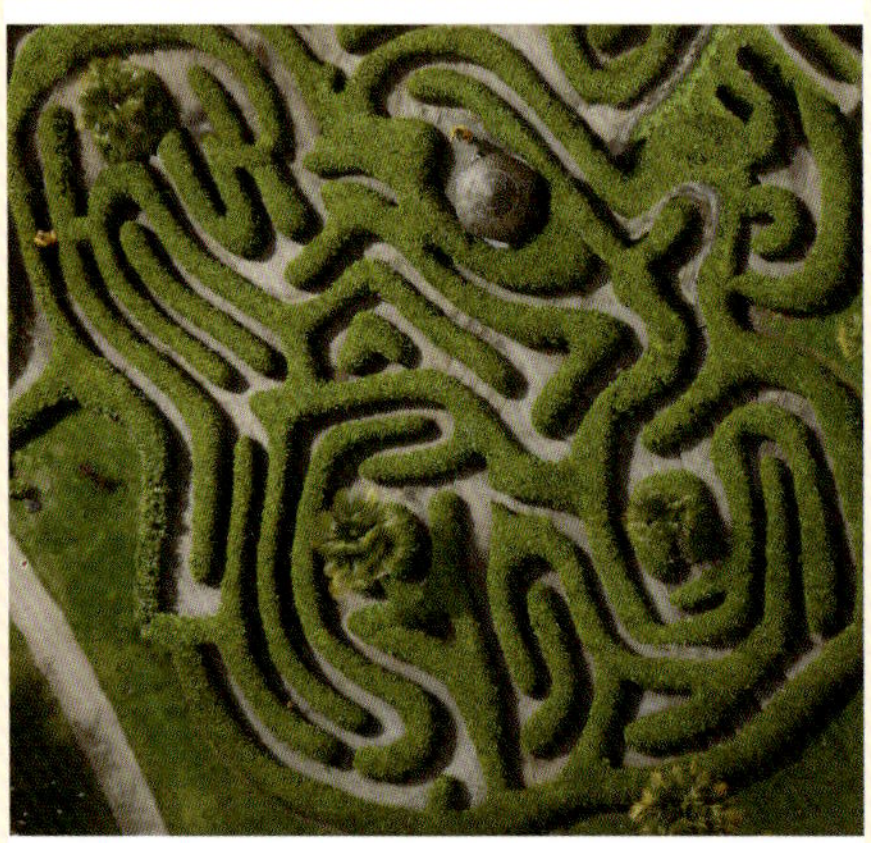

迷路を目で追いストレッチ。記憶力と認識力も試されます。

### 4 きれいな写真を見ることで毛様体筋がリラックス

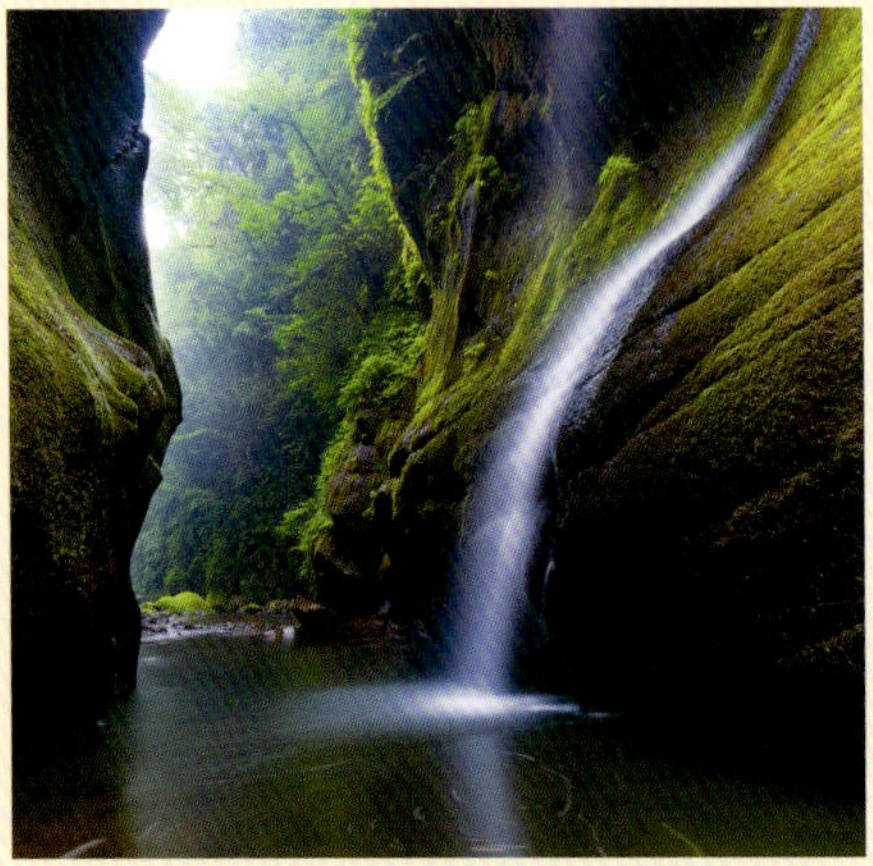

きれいな写真や幻想的な映像は心にも安らぎを与えます。

# 脳内視力を鍛えると なぜ目がよくなるの？

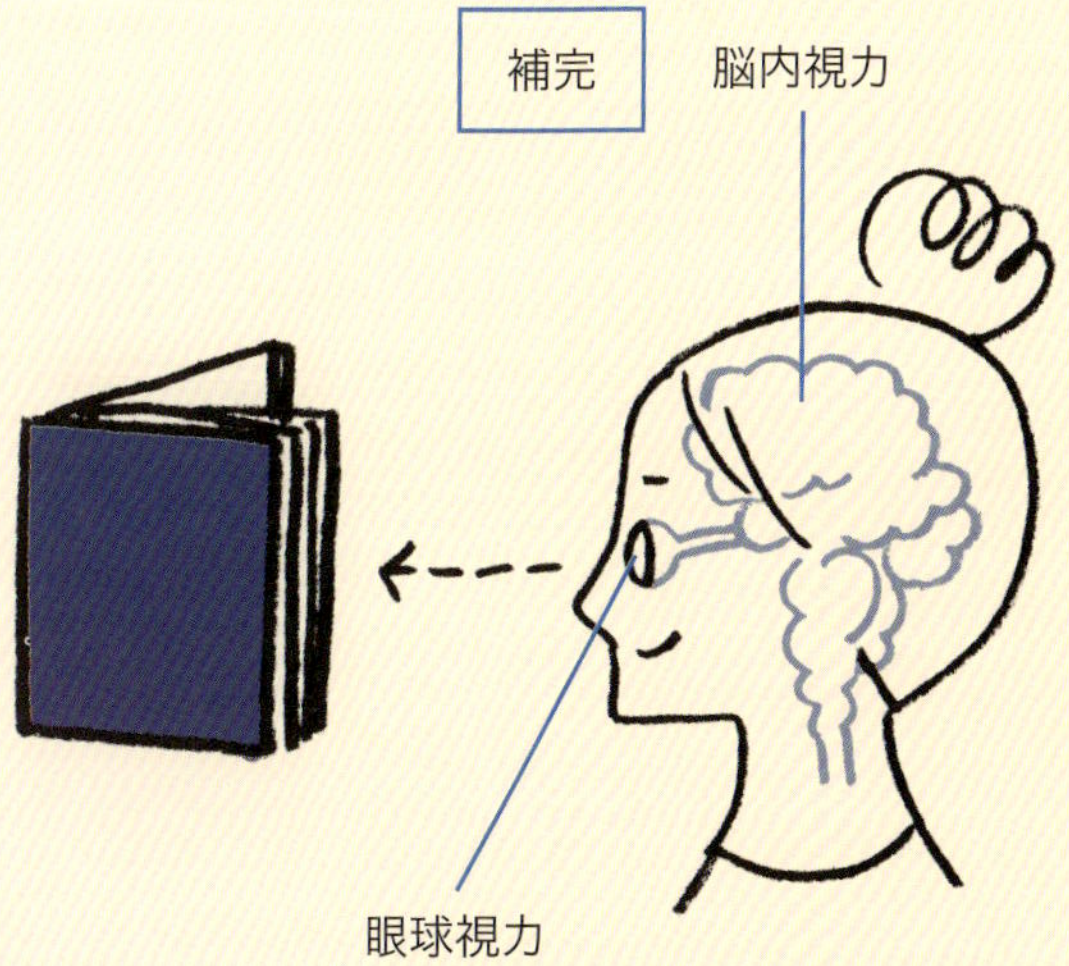


### 目の状態は悪くないのに ものが見えないことも

私たちは、目だけでものを見ているのではありません。正確には、目から入った視覚情報を、脳で映像として認識しています。

ここで知ってほしいのは、私たちが目でとらえることができている情報は、意外にあいまいだということです。

そのあいまいな情報を、脳で補完することで、はっきりとものを認識できるようになります。これを脳内視力と呼んでいます。つまり、**どんなに目の状態がよくても、脳による補完がうまくいっていないと、ものがよく見えないのです。**

本書では脳を心地よく刺激して、脳内視力を鍛えることを目的とした写真も用意しました。

**現代人の脳内視力は疲へいしています!**

現代社会は処理する視覚情報が多すぎて、脳内視力には大きな負荷がかかっているといえます。ながらスマホなどは、特に脳への負担が大きい行為です。そのため負担軽減のために、視覚情報をあいまいな処理で流しがちになるので、適度に目と脳を休めましょう。

## 脳内視力がUPする写真

## 脳内視力を鍛える写真

### 1 紛らわしい写真から探すことで 脳と目をトレーニング

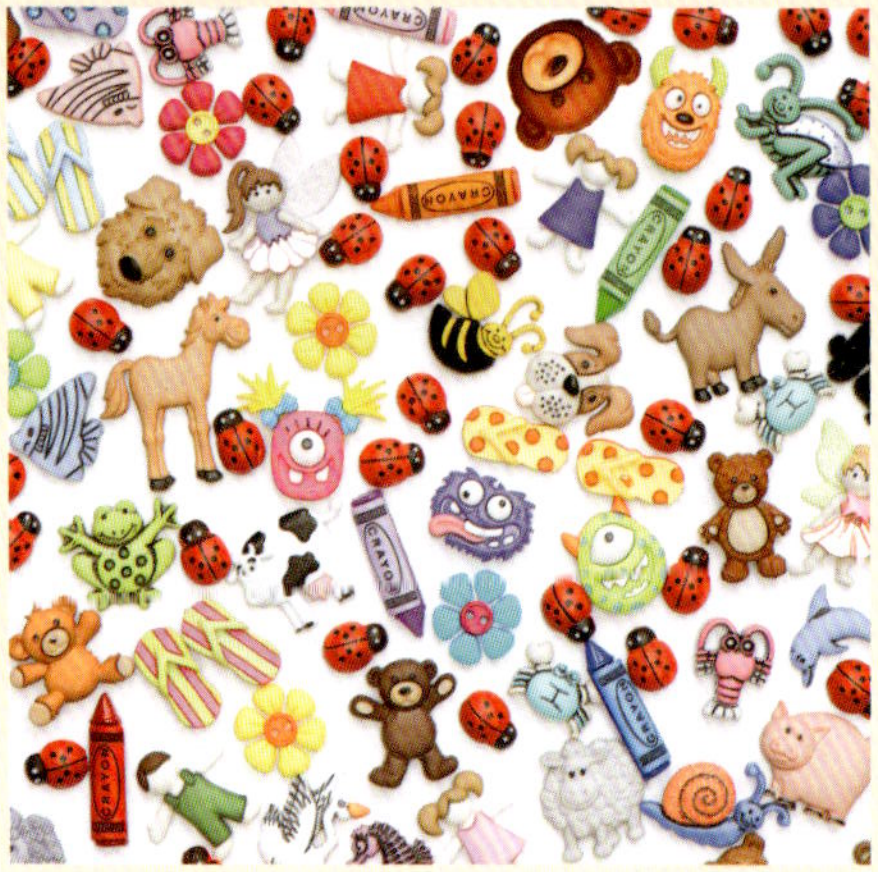

ごちゃごちゃしたものの中から、目的のものを探すことで脳内視力がUPします！

### 2 いつもと色味の違う写真で 脳内視力を鍛える

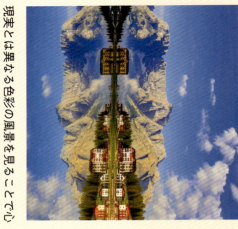

現実とは異なる色彩の風景を見ることで心地よい刺激を脳に与えます。

### 3 ぼやけた画像から 再現する機能を鍛える

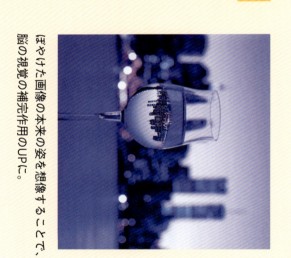

ぼやけた画像の本来の姿を想像することで、脳の視覚の補完作用のUPに。

### 4 大小を見比べて 処理能力を高める

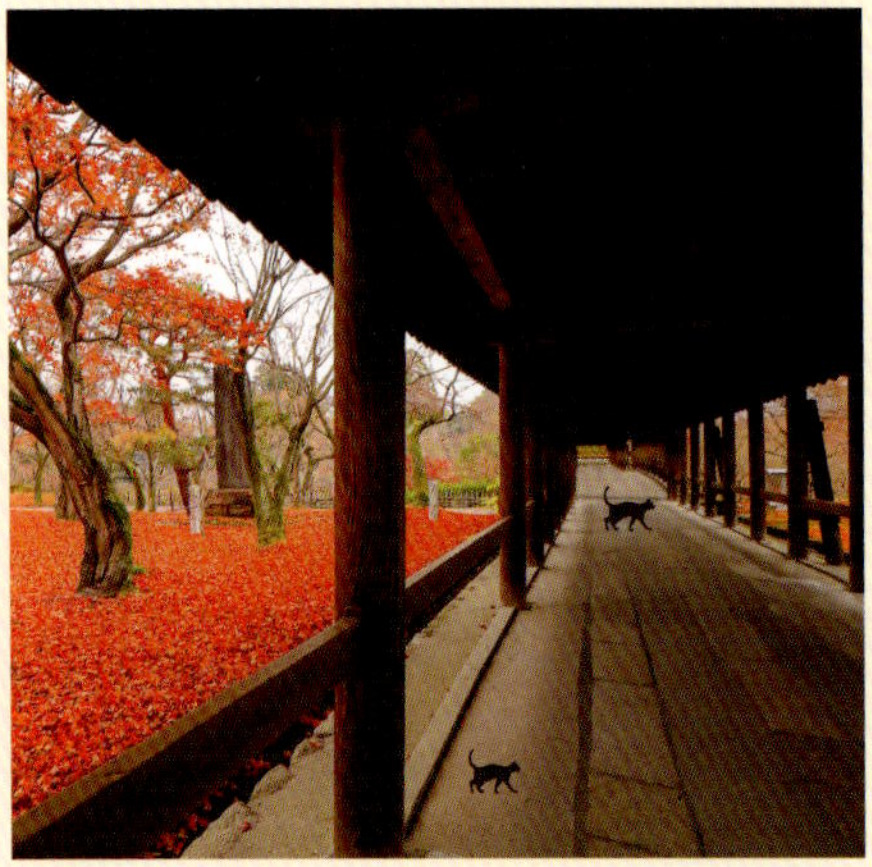

遠近法を利用してものの大きさの錯覚を感じることで脳を刺激します。

# ぜひ毎日試してください!!
# なぜなら……

目には
想像以上に
危険が潜んで
いるのです!!

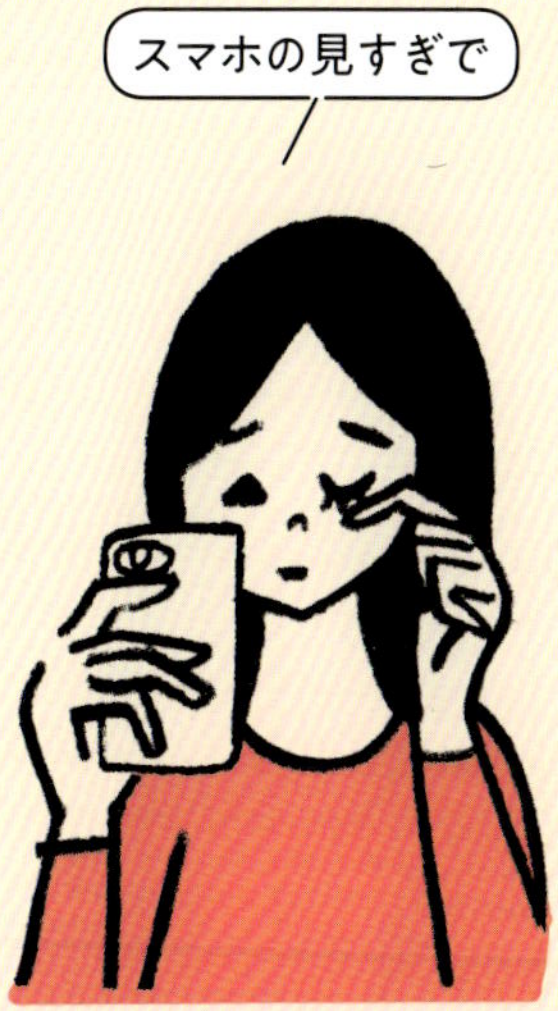
スマホの見すぎで

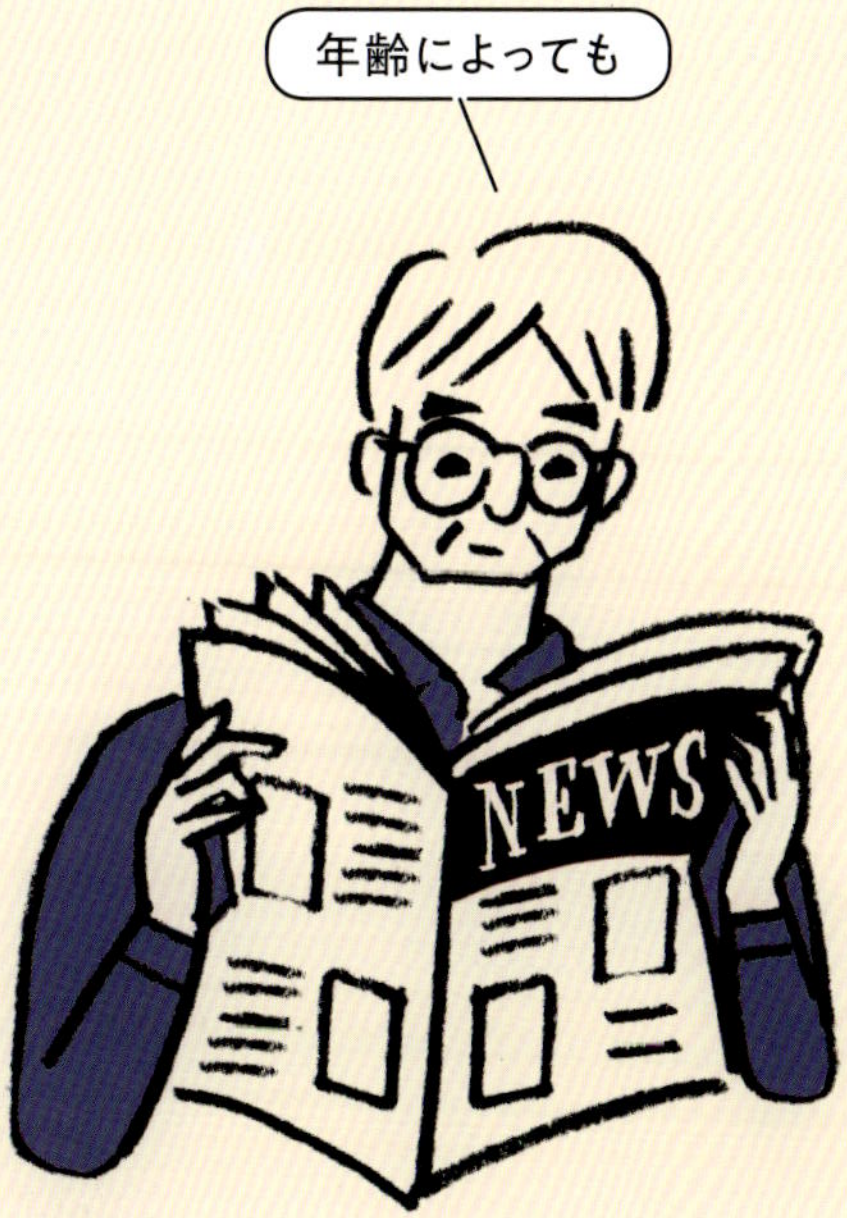
年齢によっても

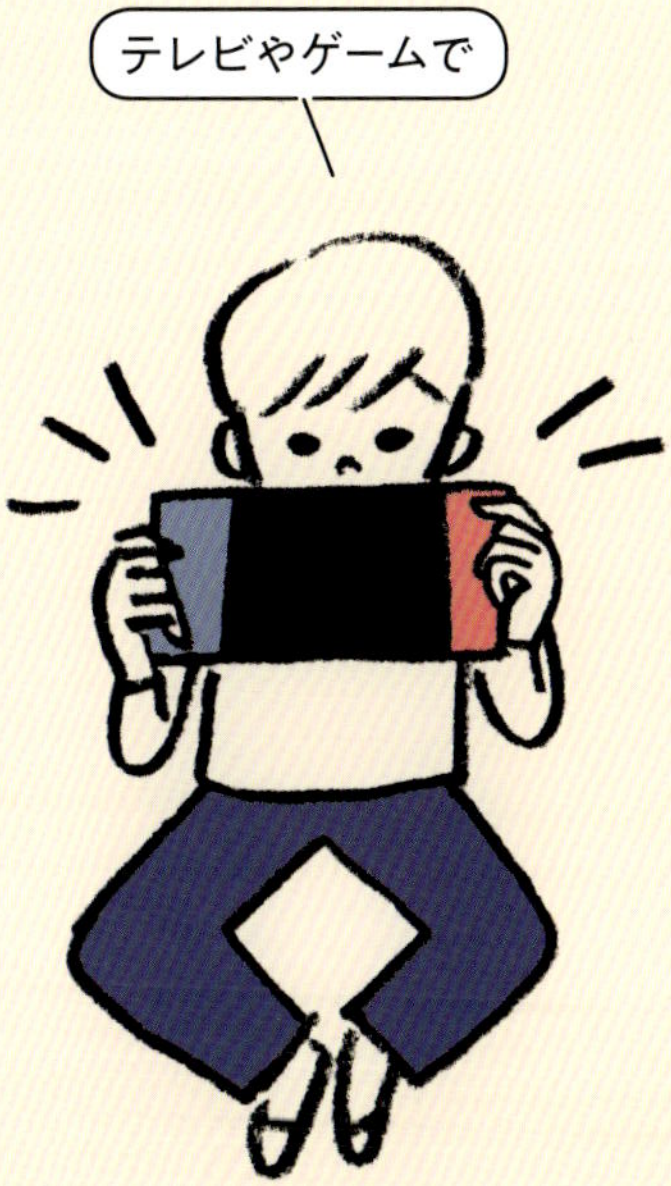
テレビやゲームで

さらにこんな危険も!!

# 季節ごとにこんな危険が潜んでいます！

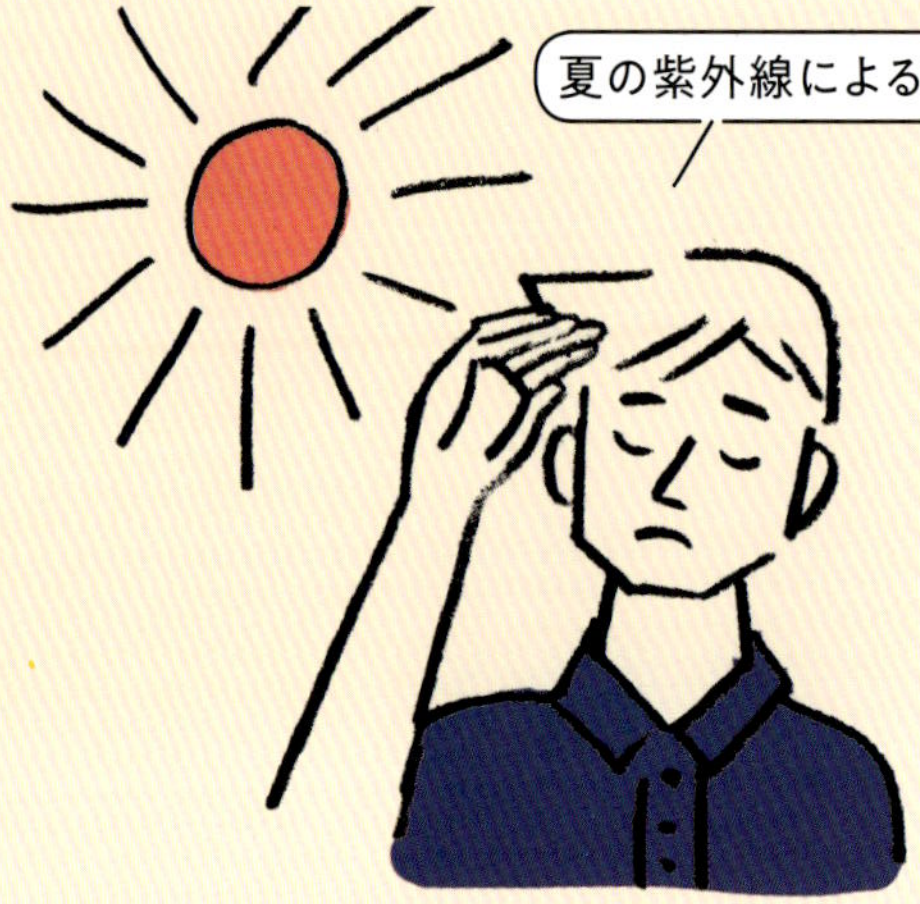
夏の紫外線による視力低下

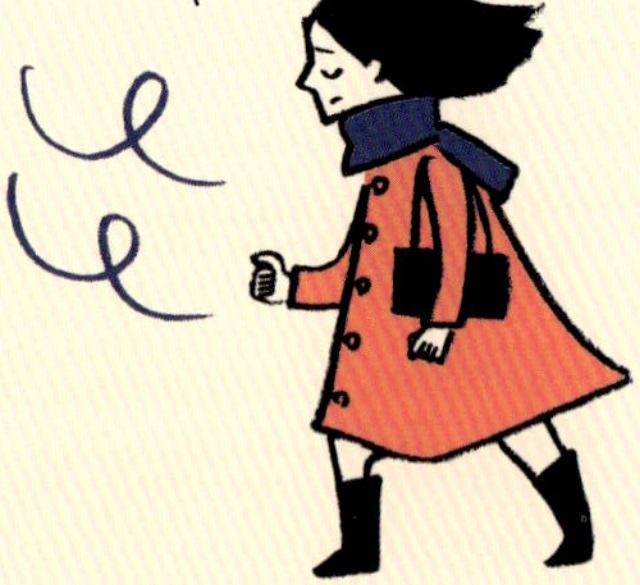
冬の乾燥によるドライアイ

**まだまだこんな危険も!!**

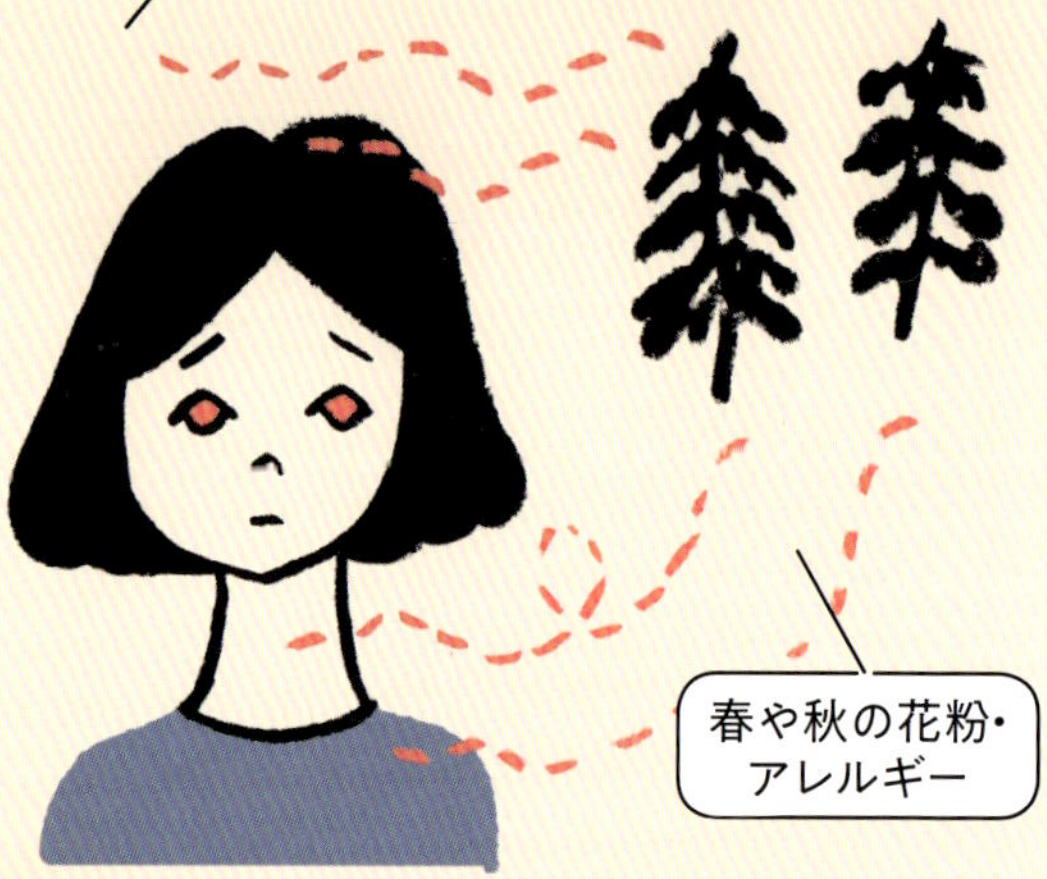
春や秋の花粉・
アレルギー

**しかし、私たちは目に対して無頓着!!**

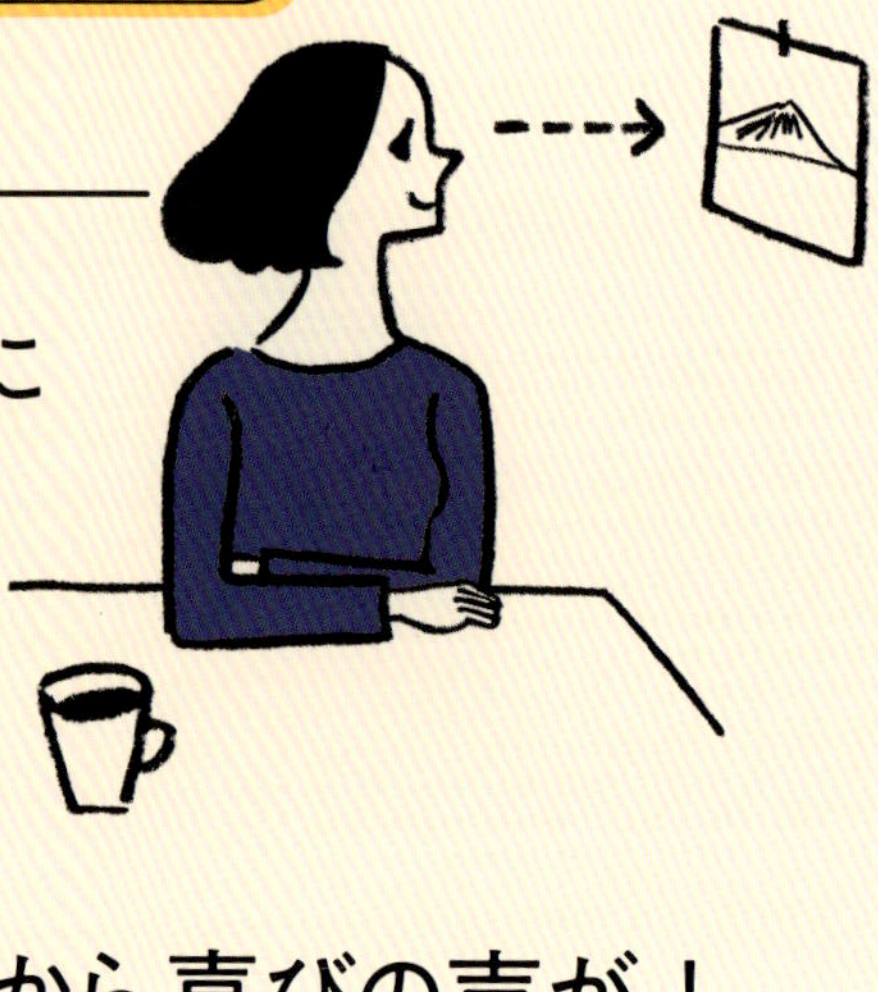

## だから日常的に目を大切にすることが必要なのです

今は、目の筋肉のコリ、目の疲れ、ドライアイなどの症状が進行しやすい時代です。毎日のケアを忘れないでください。

## 実際に写真を見た人たちから喜びの声が！

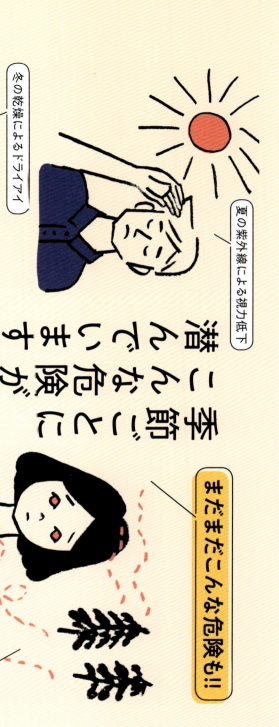

体験者の声

# 驚くほど すごい写真で 目がよくなりました!!

今回、モニターの方に、本書のメソッドを2週間実践してもらいました。
その感謝と驚きの声をご紹介します。

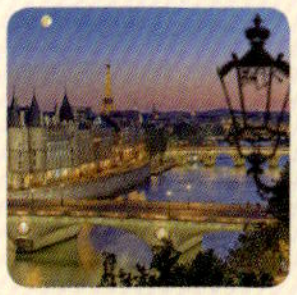
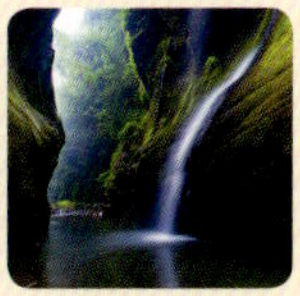
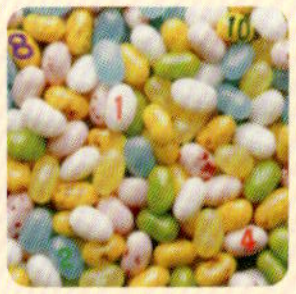
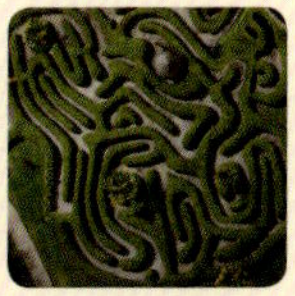

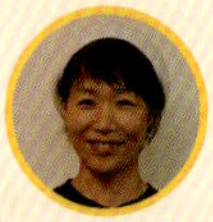

白井美代子さん(43歳)

## 疲れ目改善、視界がはっきりクリアに!!

写真を見る前は、夕方になると目が疲れてつらい思いをしていました。特に視力の悪い方の目が、かすみがかっている感じで、とても憂うつでした。

それが、2週間で、ずいぶんと和《やわ》らいだように感じます。

視力の悪い方の目の視界がいつもぼやっとしてかすみがかっていたのも、はっきりしてきました。

これも毎日実践したからでしょうか。

トイレの前、テレビの脇、パート先の会社にも持っていって、デスクに貼って眺めました。

**本だと取り出すのをついつい忘れることがありますが、貼っておくと、自然と目に留まるので、忘れずに続けられました。**

次ページより、アイクリニック表参道の協力のもと、詳しい検査を実施した方の声です。

同じくすごい写真を2週間試してもらい、その前後でピント調整力や視力などを測ってもらいました。

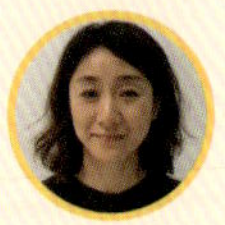

涌井真帆さん（42歳）

## 視力UPに感謝！ 親子で楽しむ

結構強い近視で、普段はコンタクトで矯正しています。裸眼でいることがないので、自分の視力は気にしたことがなかったのですが、今回、わずかながら裸眼視力が上がっていたのが、うれしかったですね。

**数字探しは小学校2年生の息子も楽しそうにやっていました。**

これからも、親子で楽しみたいと思います。

### ピント調整力と目のコリの変化

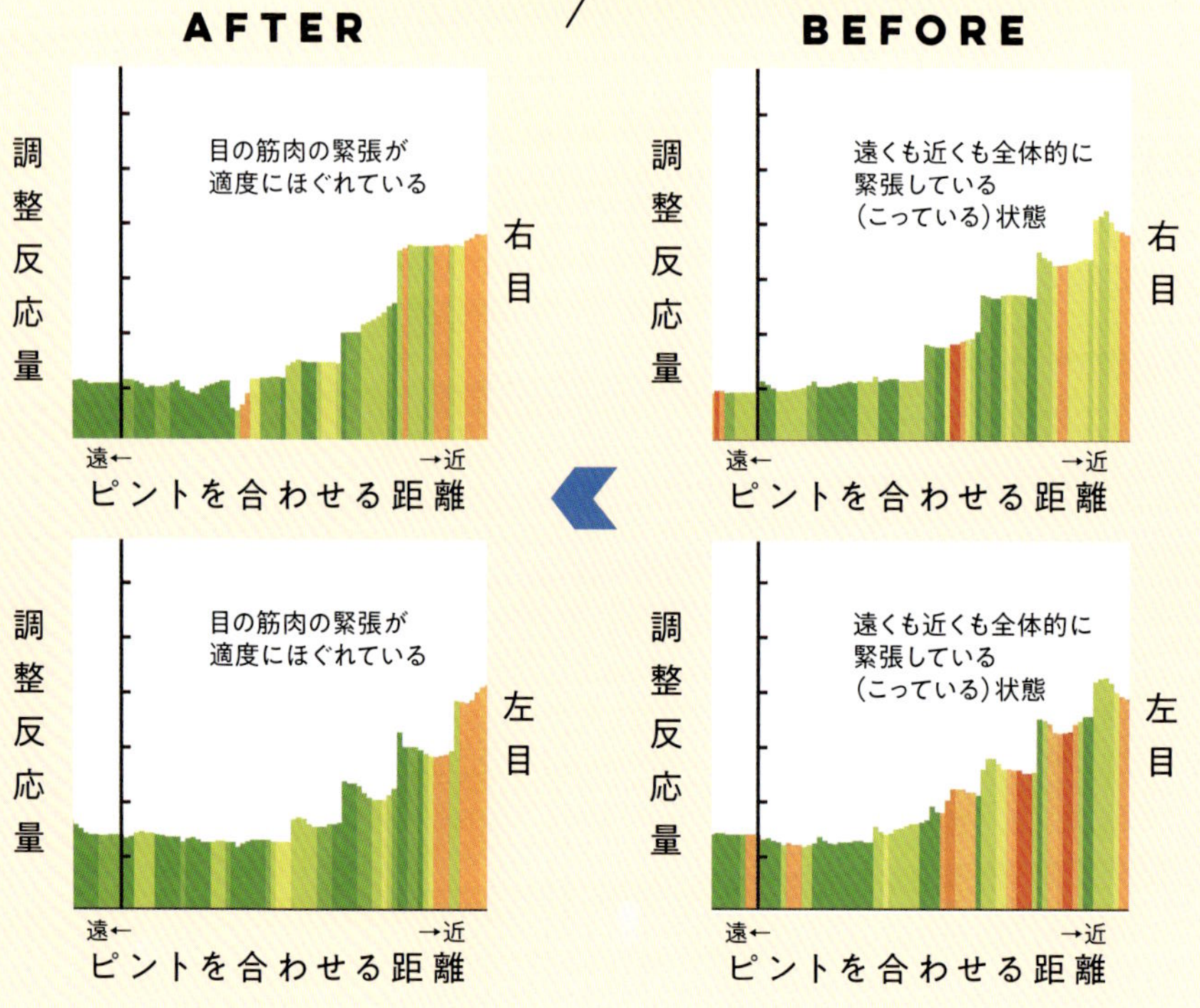


### 裸眼視力の変化

**BEFORE**

| 遠見視力 | 近見視力 |
|---|---|
| 約5メートル離れたところの視力 | 約30センチ離れたところの視力 |
| 両眼 **0.08** | 両眼 **0.2** |

**AFTER**

| 遠見視力 | 近見視力 |
|---|---|
| 両眼 **0.1** | 両眼 **0.3** |

**近見視力が0.1up**

### 右のグラフについて

グラフの高さが、調整反応量（ピント調整力）を、色が目の筋肉の緊張を表します。正常な目は左から右にかけて（ピントを合わせる距離が近くなるにつれ）、色が緑から黄色、赤へと段々と変わっていき、緊張することで、調整反応量が上がります。

涌井さんは、写真を見る前は、遠間・中間距離で目の筋肉の緊張状態が見えましたが、2週間で若干ですが解消されました。

※グラフは検査結果をもとに編集部で作成

渡辺豊さん（57歳）

## 本のタイトルがよく見えるように！

10年ほど前から、書店で本を探しているときに、「昔より少し離れた場所にあるタイトルが見えづらいな」と感じていたのが、見やすくなっていて驚きました。

今回、視力を測ってみたら、両目の**遠見視力が0・3から0・5に上がっていた**のもうなずけました。年齢から老眼になってしまっているので、今後もケアしていきたいです。

## ピント調整力と目のコリの変化

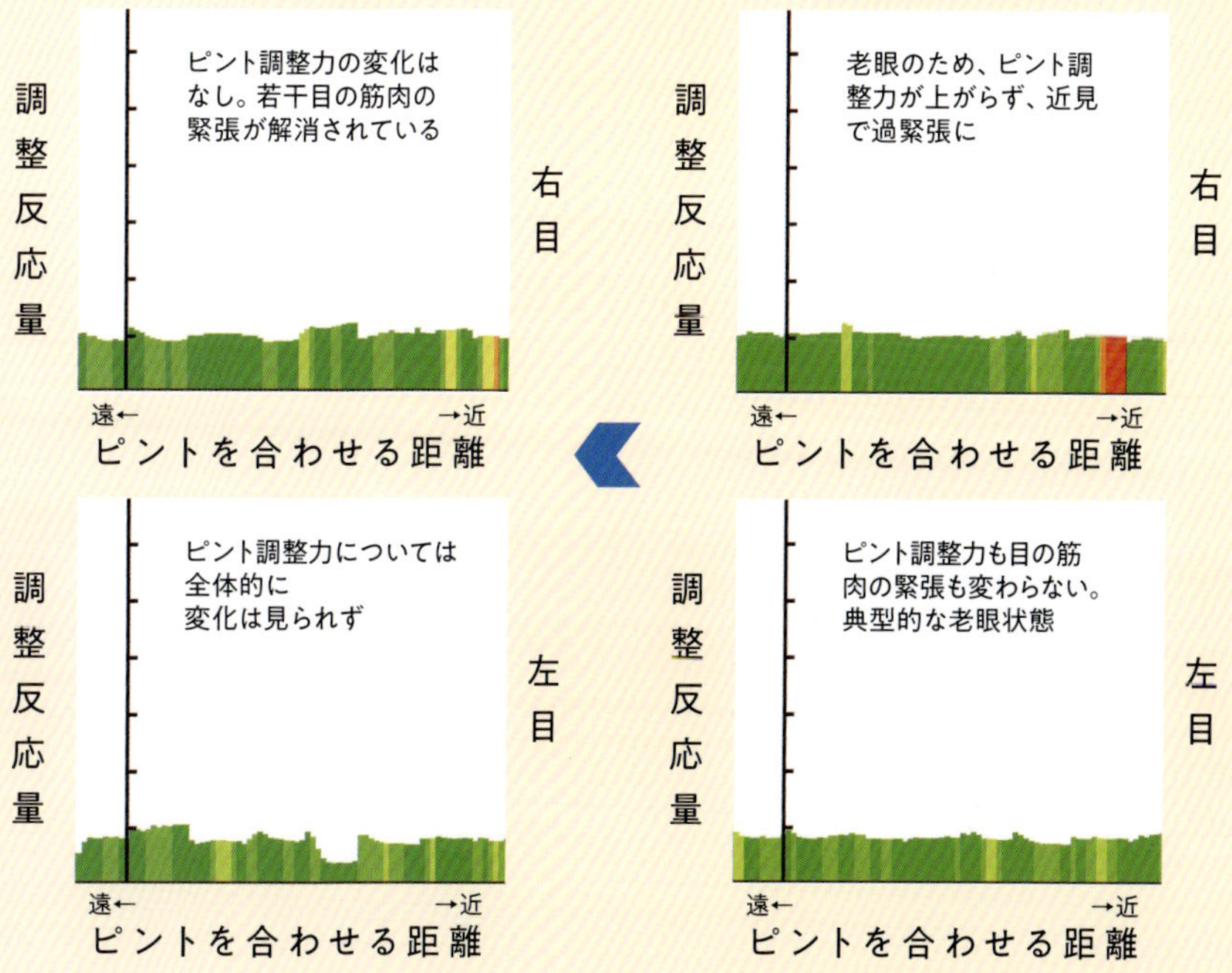


## 裸眼視力の変化

**BEFORE**

| 遠見視力 | 近見視力 |
|---|---|
| 約5メートル離れたところの視力 | 約30センチ離れたところの視力 |
| 両眼 **0.3** | 両眼 **0.9** |

**AFTER**

| 遠見視力 | 近見視力 |
|---|---|
| 両眼 **0.5** | 両眼 **0.9** |

**遠見視力が0.2up**

## 右のグラフについて

年齢を重ね、いわゆる老眼になると、毛様体筋の活動が低下しているのか、近くにピントを合わせるときでも、なかなか調整反応量が増えなくなります。

渡辺さんは年齢もあってか、グラフも一定で、色も変わりありません。それなのに、視力が上がっているというのは、脳内視力が鍛えられたから、ということなのかもしれません。

※グラフは検査結果をもとに編集部で作成

好きな写真を選んで、
好きな場所に
まずは貼りましょう。

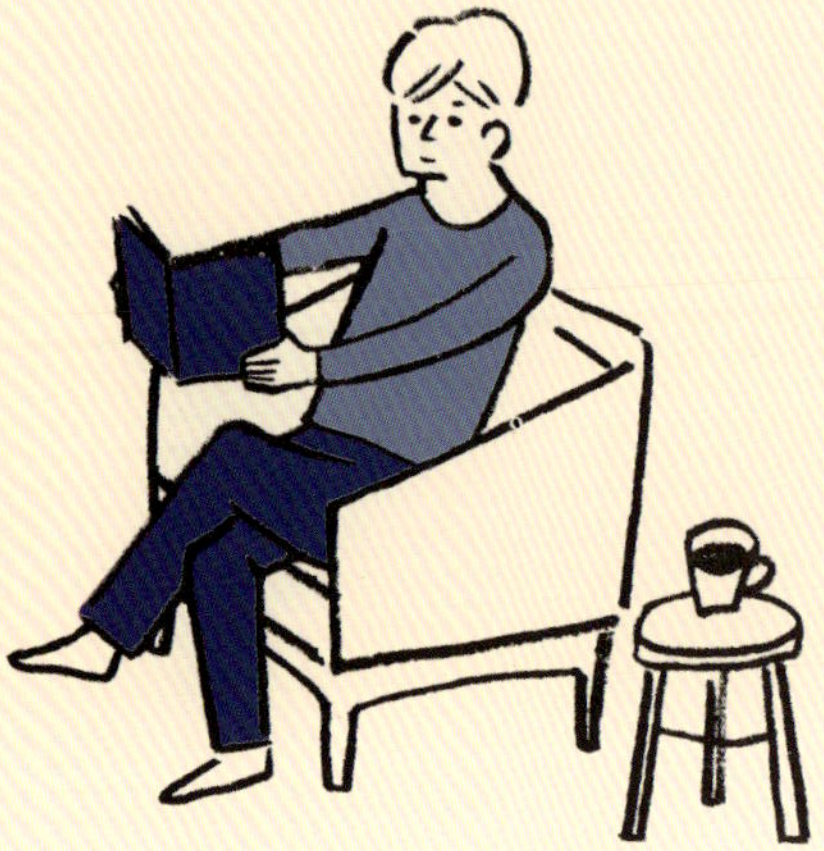

**貼ったら**
**準備完了!!**

毎日好きなときに
**写真を眺めましょう。**

目が元気になれば
**毎日はもっと**
**楽しくなります。**

# 目次

この本の使い方 …… 8

体験者の声
驚くほどすごい写真で目がよくなりました!! …… 19

目がよくなるすごい写真 …… 25

目がよくなるすごい写真の見方 …… 89

編集部＞おススメの１枚 …… 97

## こんな人は今スグすごい写真で目のケアを

**1** 視力が悪化しても矯正でなんとかなると思っている人
— 近視が進行して失明することも — …… 98

**2** パソコン・スマホ・ゲーム機を長時間使用している人
— IT眼症、スマホ老眼の危険が — …… 99

**3** 黒板の字が見えにくくなったと子どもがいい始めて不安
— 早いケアが劇的回復を生むことも — …… 100

**4** 目がすぐしょぼしょぼする、夕方になると目がかすむ
— 放っておくと危険、ドライアイと眼精疲労 — …… 101

**5** 目の病気が心配！
— 白内障、緑内障、加齢黄斑変性は早期発見が何より大事 — …… 102

**コラム**　今スグ実践できる目にやさしい5つの習慣 …… 103

おわりに …… 104

メソッドの答え …… 106

この先から
すごい写真のページが
始まります!!

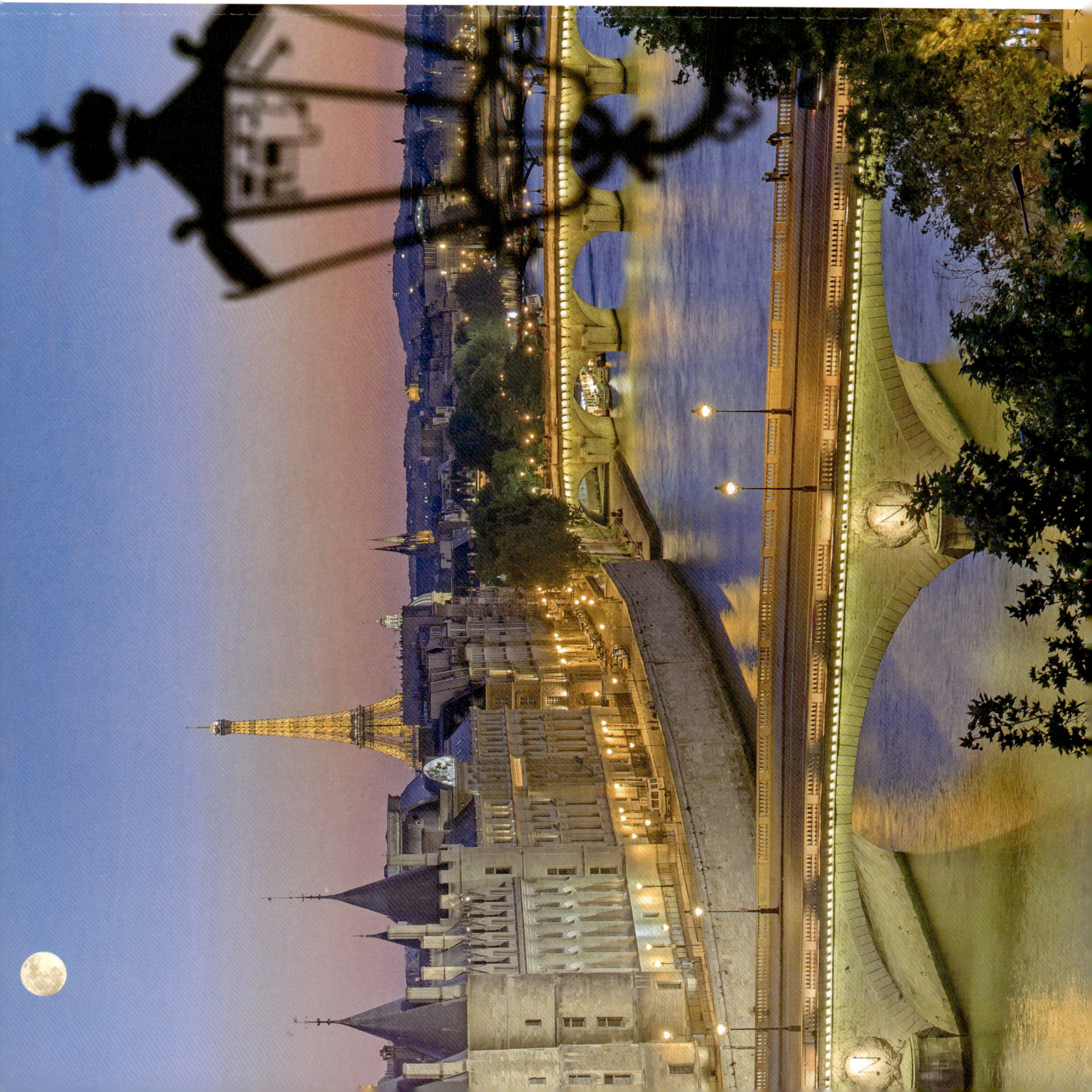

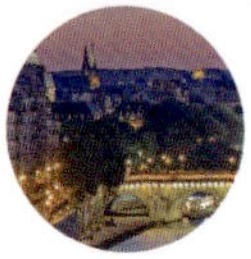

# この写真1枚を好きな場所に貼ってください。

家のリビング、職場のデスクなど、目につきやすいところに貼ってください。本のまま見ても効果はあります。

写真の詳しい
見方と説明は、
本書89ページに！

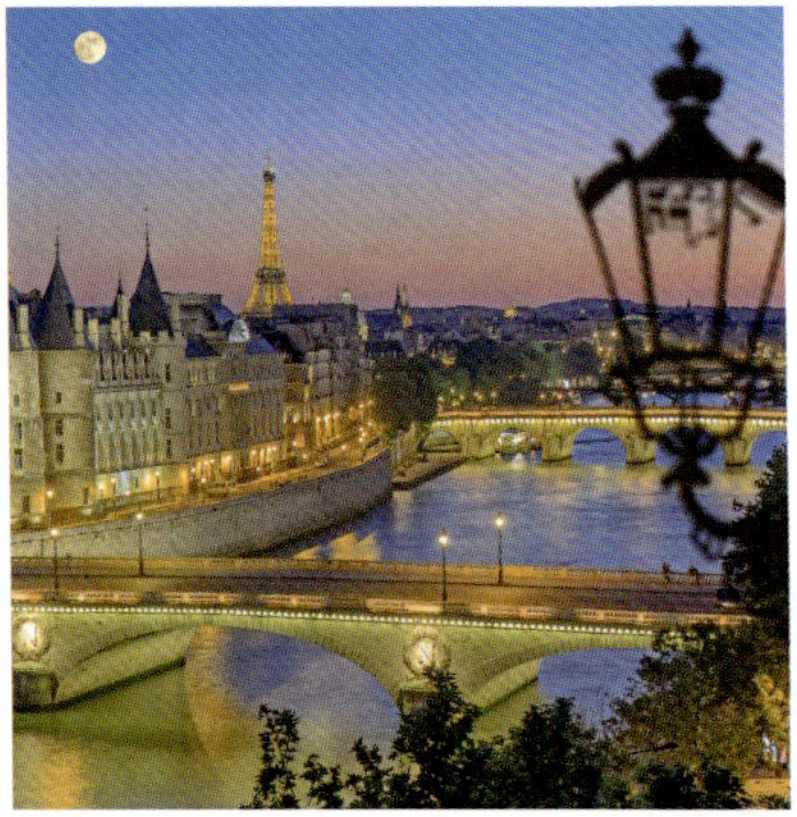

近くと遠くの夜景を15秒ずつ交互に眺めましょう。その後30秒、ボーッと眺めれば脳と目がリラックス。

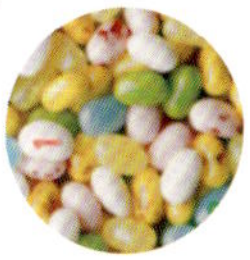

# 次の写真は間をあけ2枚を並べて貼りましょう。

横に隙間をあけて並べて貼るだけでなく、上下でも斜めでも貼り方は好きなように。

ただし、2枚の写真が顔を動かさずに見える距離に貼ってください！

本のまま見る方は、腕を伸ばし本を広げて見るとよいでしょう。

写真の詳しい見方と説明は、本書89ページに！

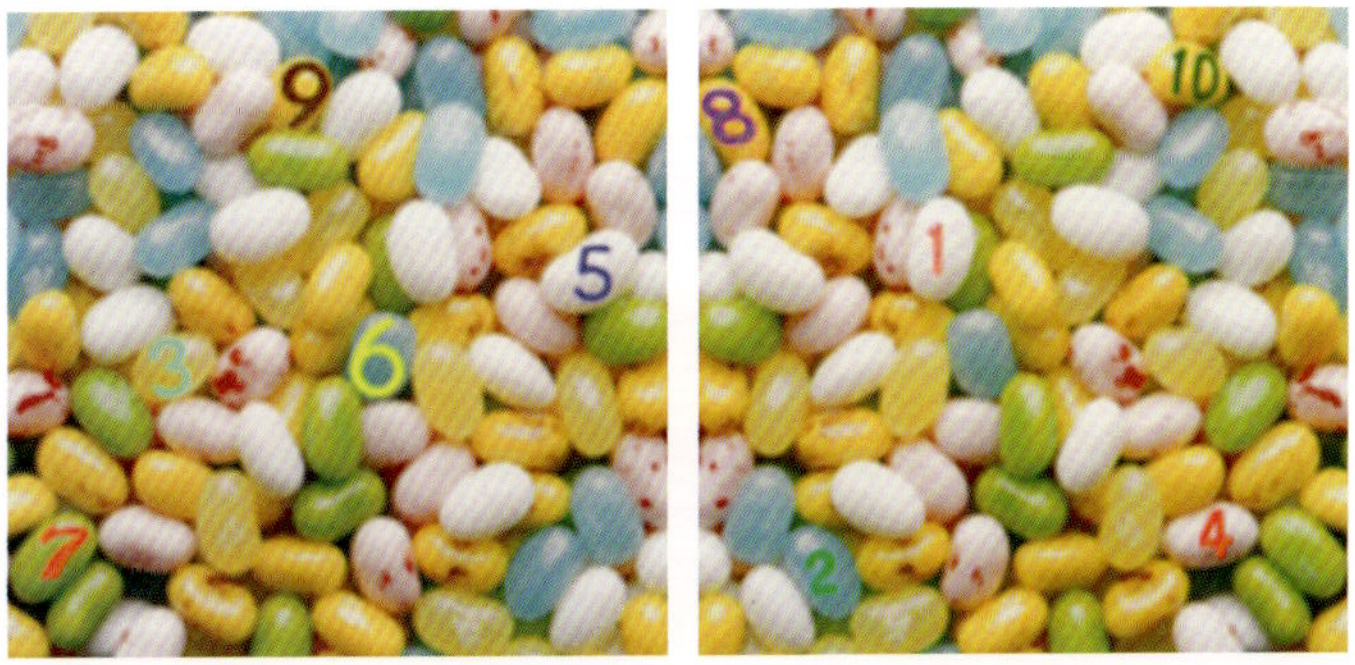

目の動きだけで1～10の数字を探しましょう。ぼやけ画像を見ることで脳内視力もアップ。

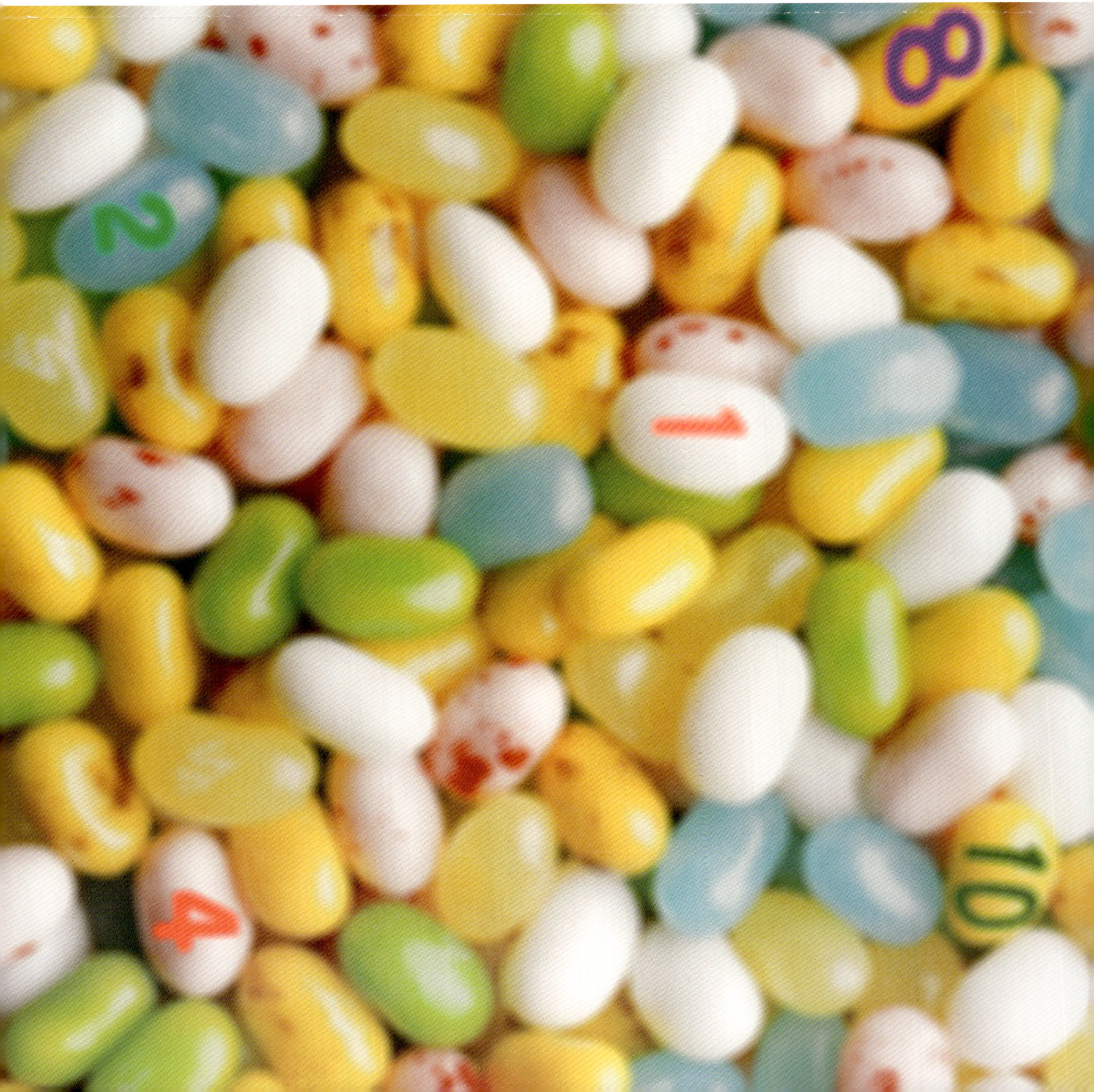
8
2
1
4
10

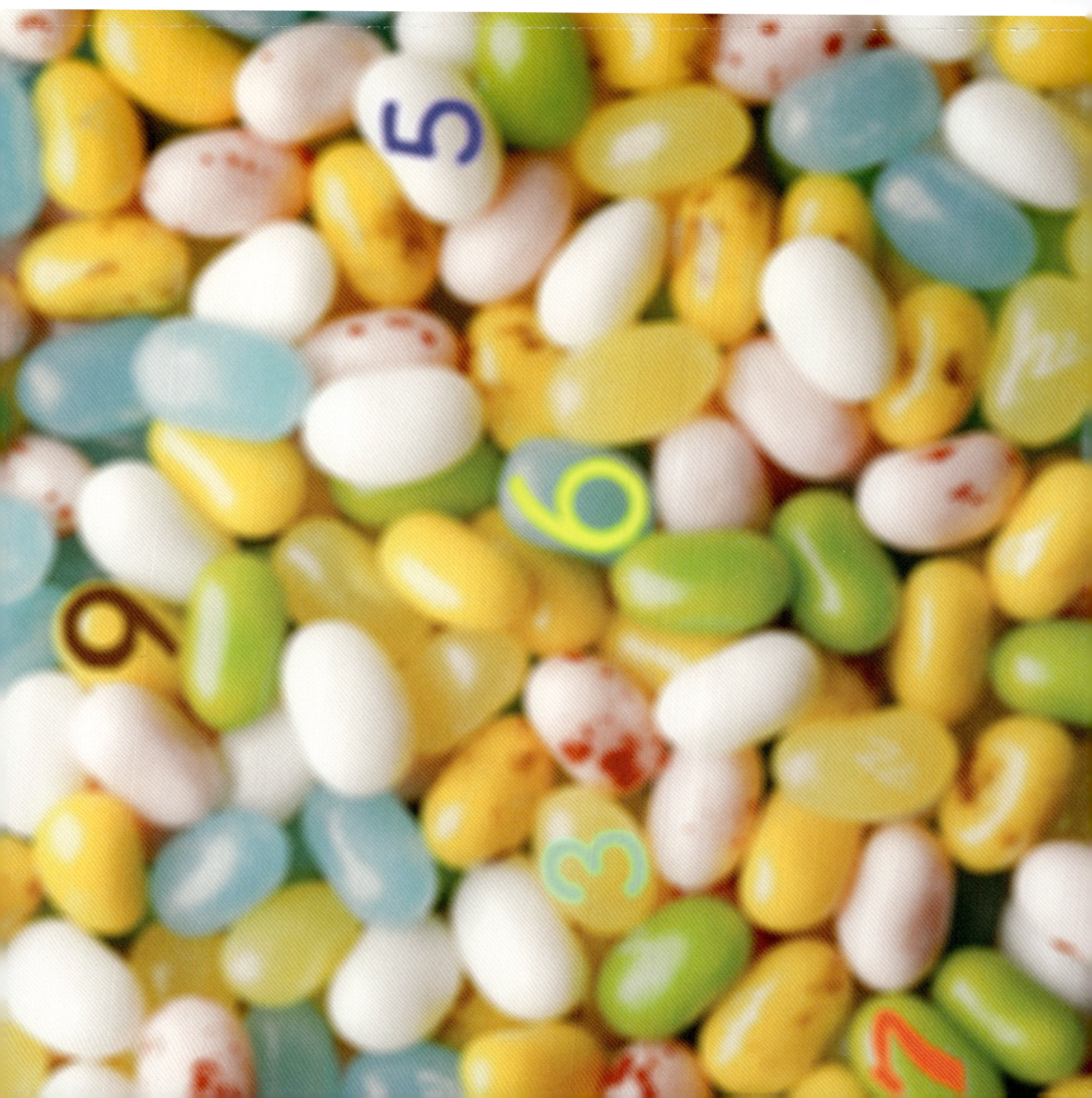

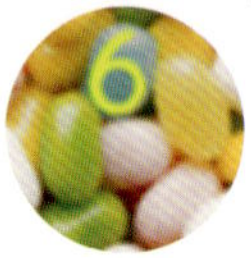

# 前の写真は間をあけ2枚を並べて貼るものです。

横に隙間をあけて並べて貼るだけでなく、上下でも斜めでも貼り方は好きなように。ただし、2枚の写真が顔を動かさずに見える距離に貼ってください！本のまま見る方は、腕を伸ばし本を広げて見るとよいでしょう。

写真の詳しい
見方と説明は、
本書89ページに！

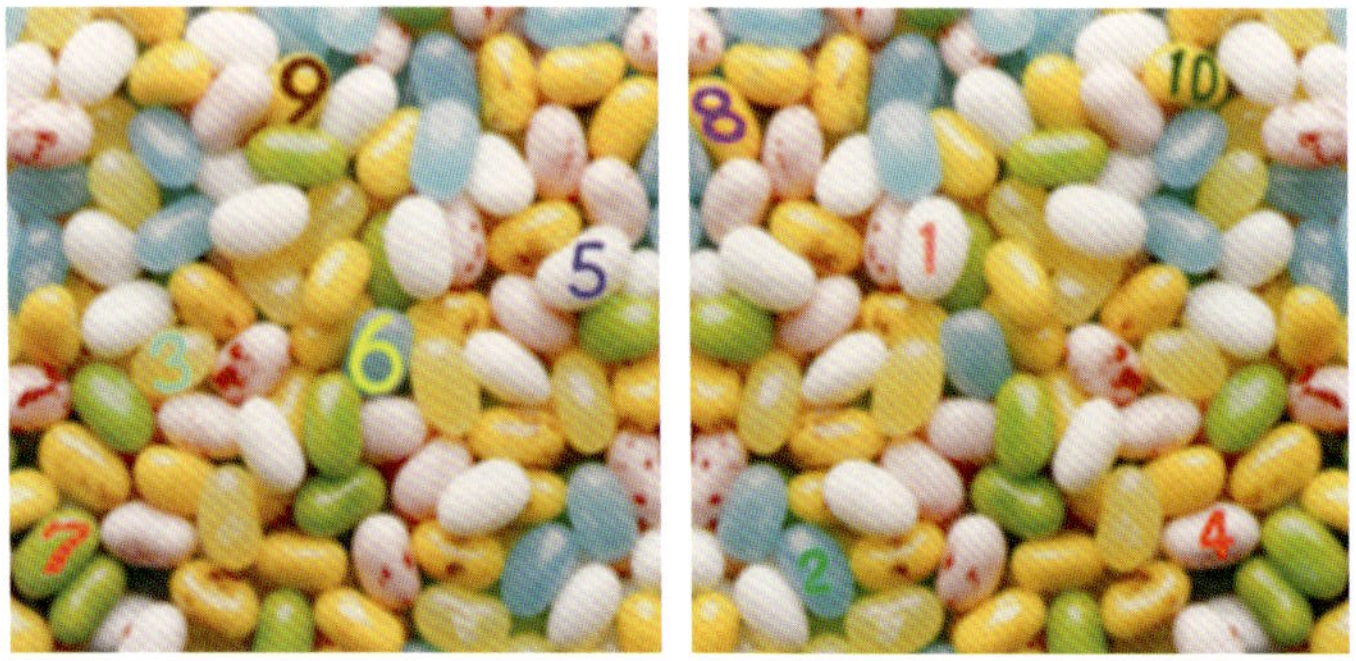

目の動きだけで1〜10の数字を探しましょう。ぼやけ画像を見ることで脳内視力もアップ。

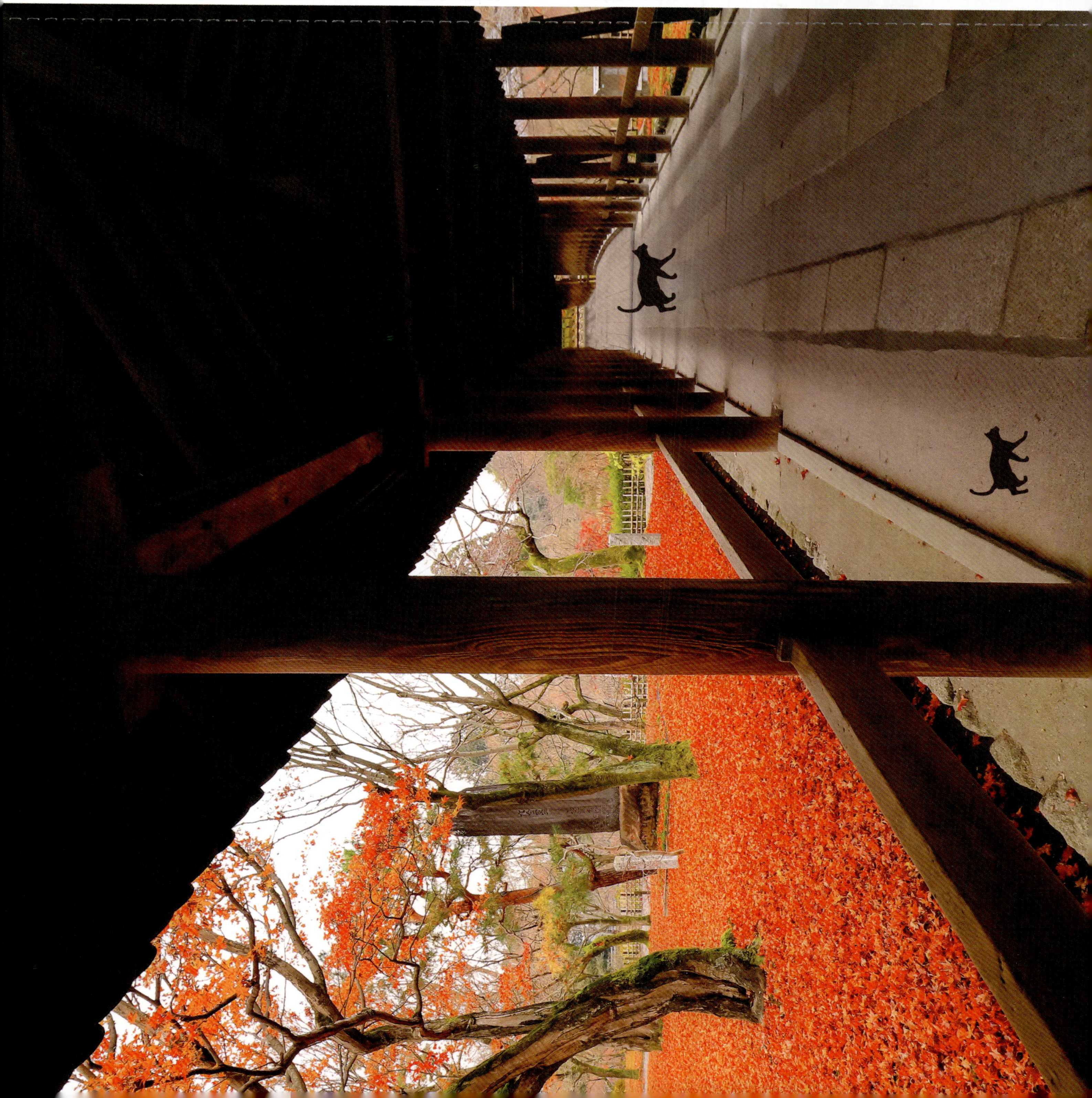

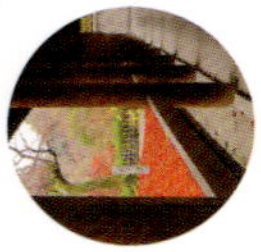

# この写真1枚を好きな場所に貼ってください。

家のリビング、職場のデスクなど、目につきやすいところに貼ってください。本のまま見ても効果はあります。

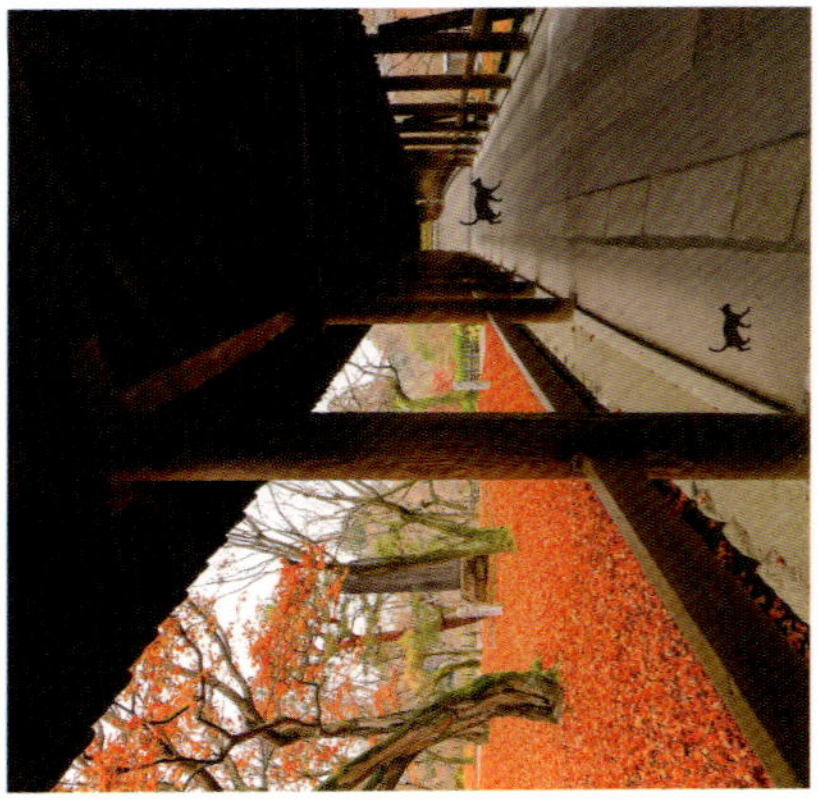

紅葉の季節を思い描きながら眺めましょう。黒い猫の大きさも見比べてください。

写真の詳しい見方と説明は、本書90ページに！

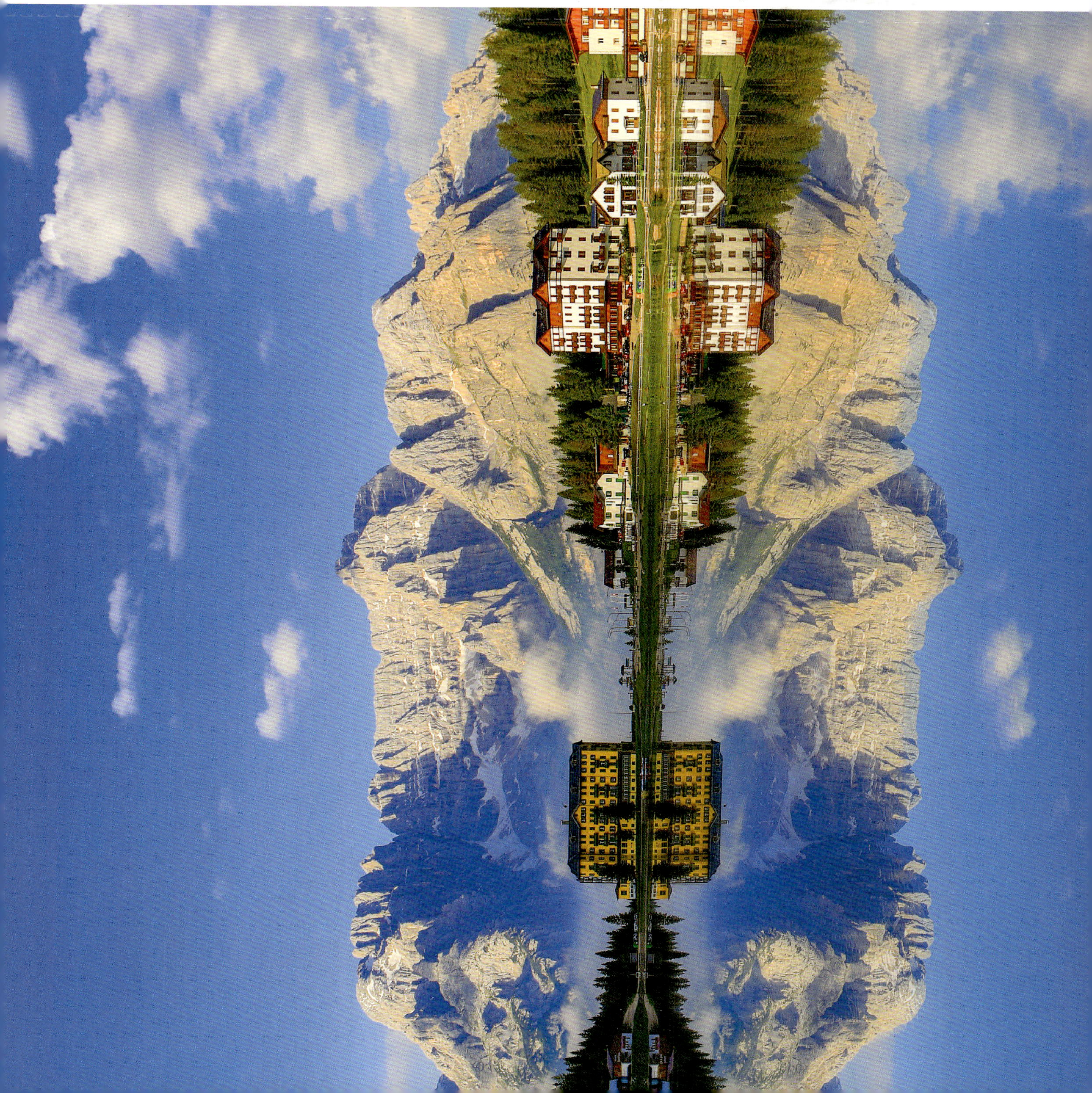

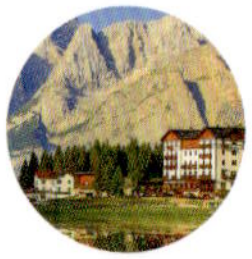

# この写真1枚を好きな場所に貼ってください。

家のリビング、職場のデスクなど、目につきやすいところに貼ってください。本のまま見ても効果はあります。

写真の詳しい見方と説明は、本書90ページに！

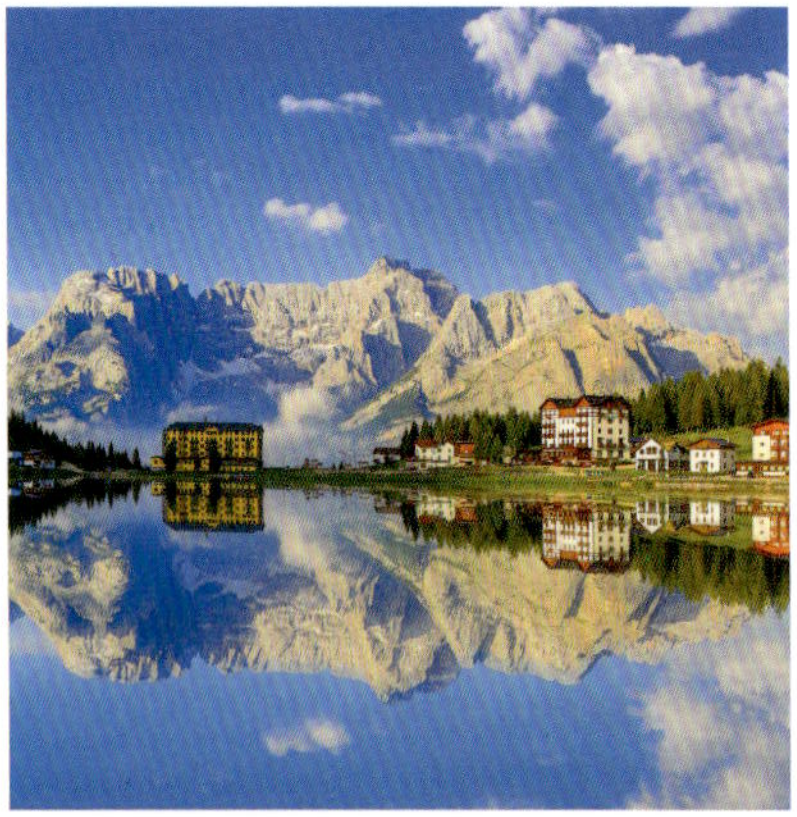

絵画を見るように気持ちをリラックスさせ、色彩の不思議に触れてみてください。

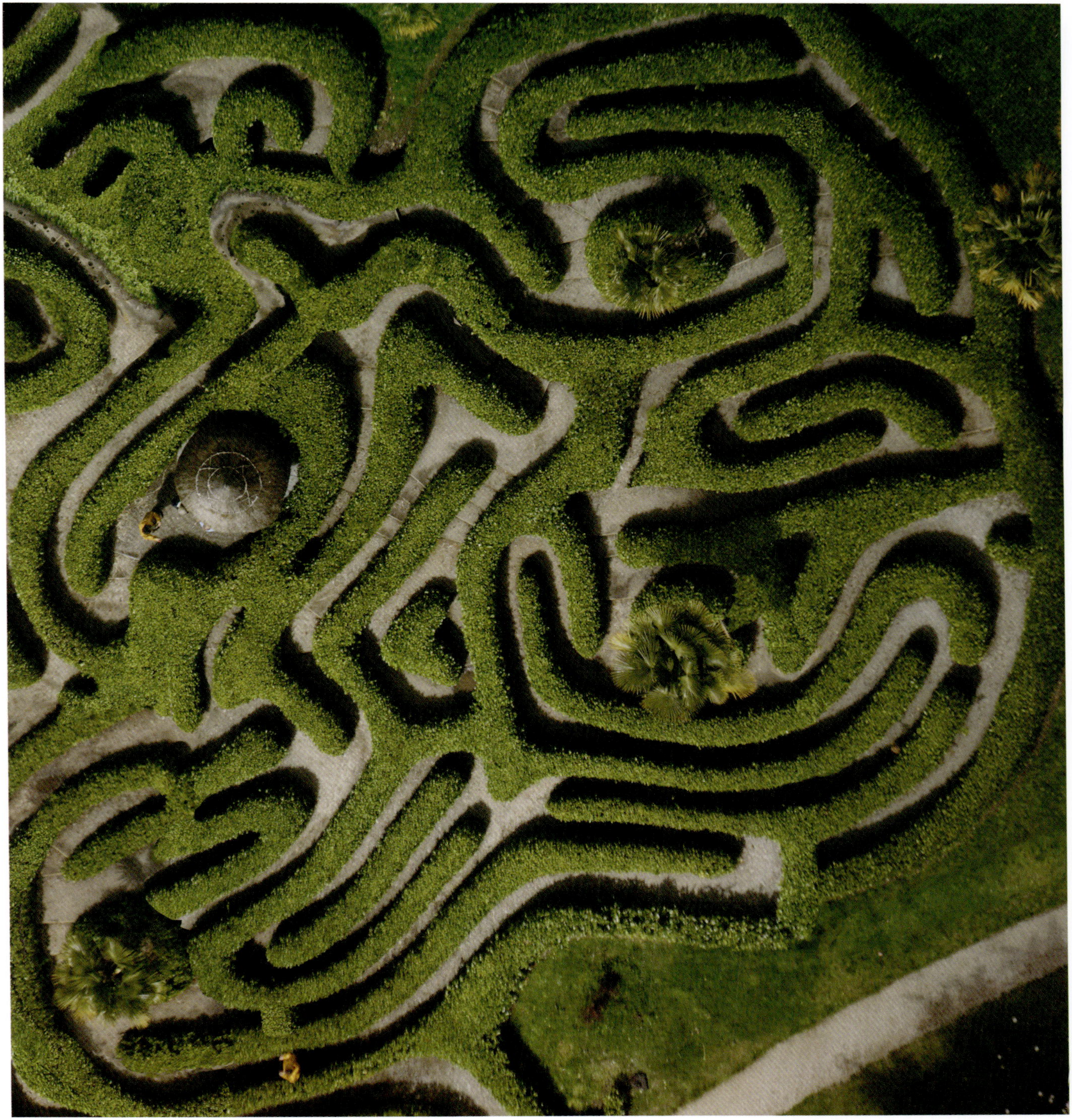

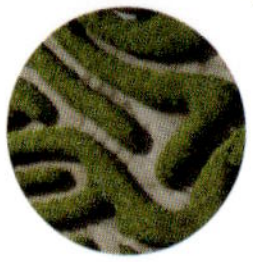

# この写真1枚を好きな場所に貼ってください。

家のリビング、職場のデスクなど、目につきやすいところに貼ってください。本のまま見ても効果はあります。

写真の詳しい見方と説明は、本書90ページに！

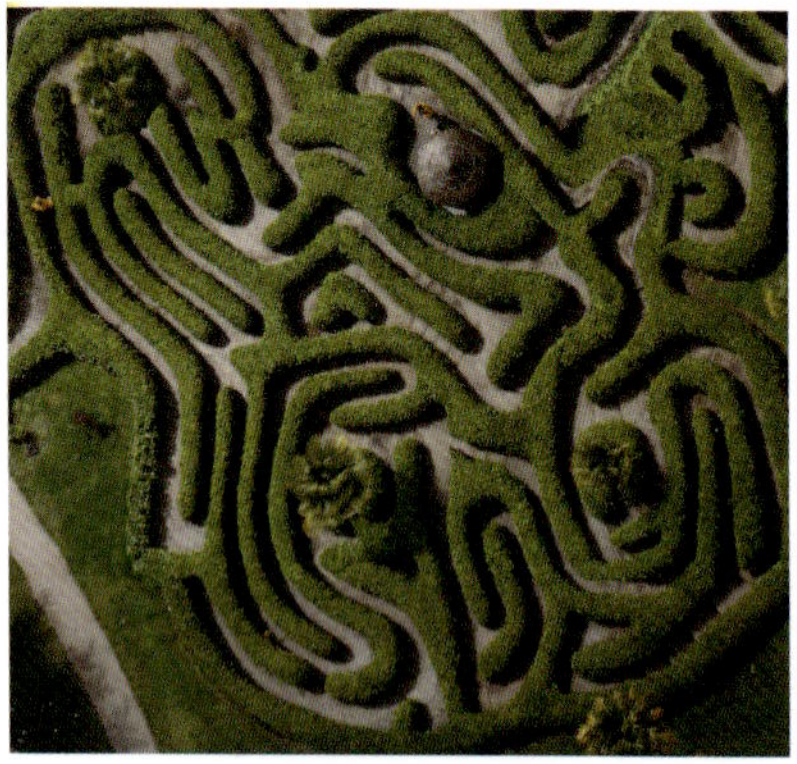

目の動きだけで黄色い服の人から黄色い服の人へ、巨大迷路の中を移動しましょう。

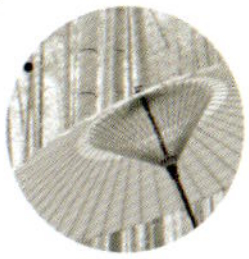

# 次の写真は間をあけ2枚を並べて貼りましょう。

横に隙間をあけて並べて貼るだけでなく、上下でも斜めでも貼り方は好きなように。

ただし、2枚の写真が顔を動かさずに見える距離に貼ってください！

本のまま見る方は、腕を伸ばし本を広げて見るとよいでしょう。

写真の詳しい
見方と説明は、
本書90ページに！

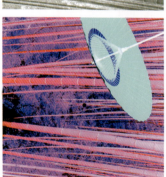

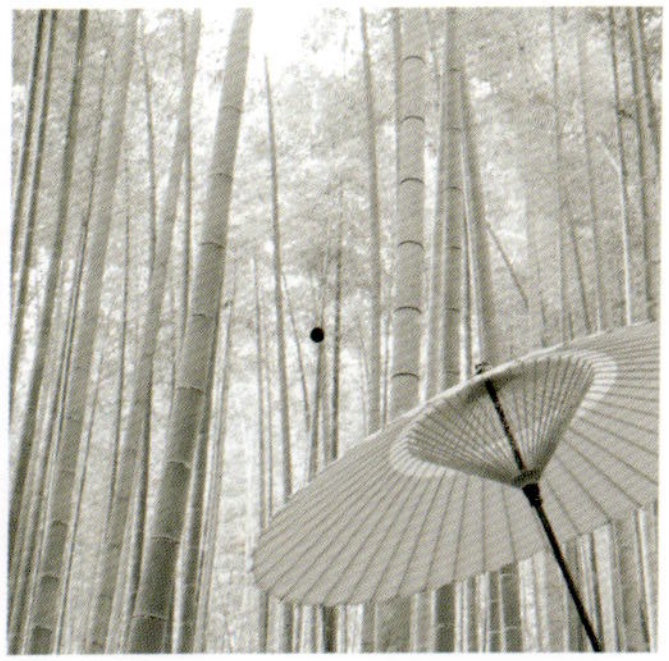

色つきの写真の中心を30秒見た後、白黒の写真を見ると、写真の一部、もしくは全体的に一瞬だけ色がつきます。

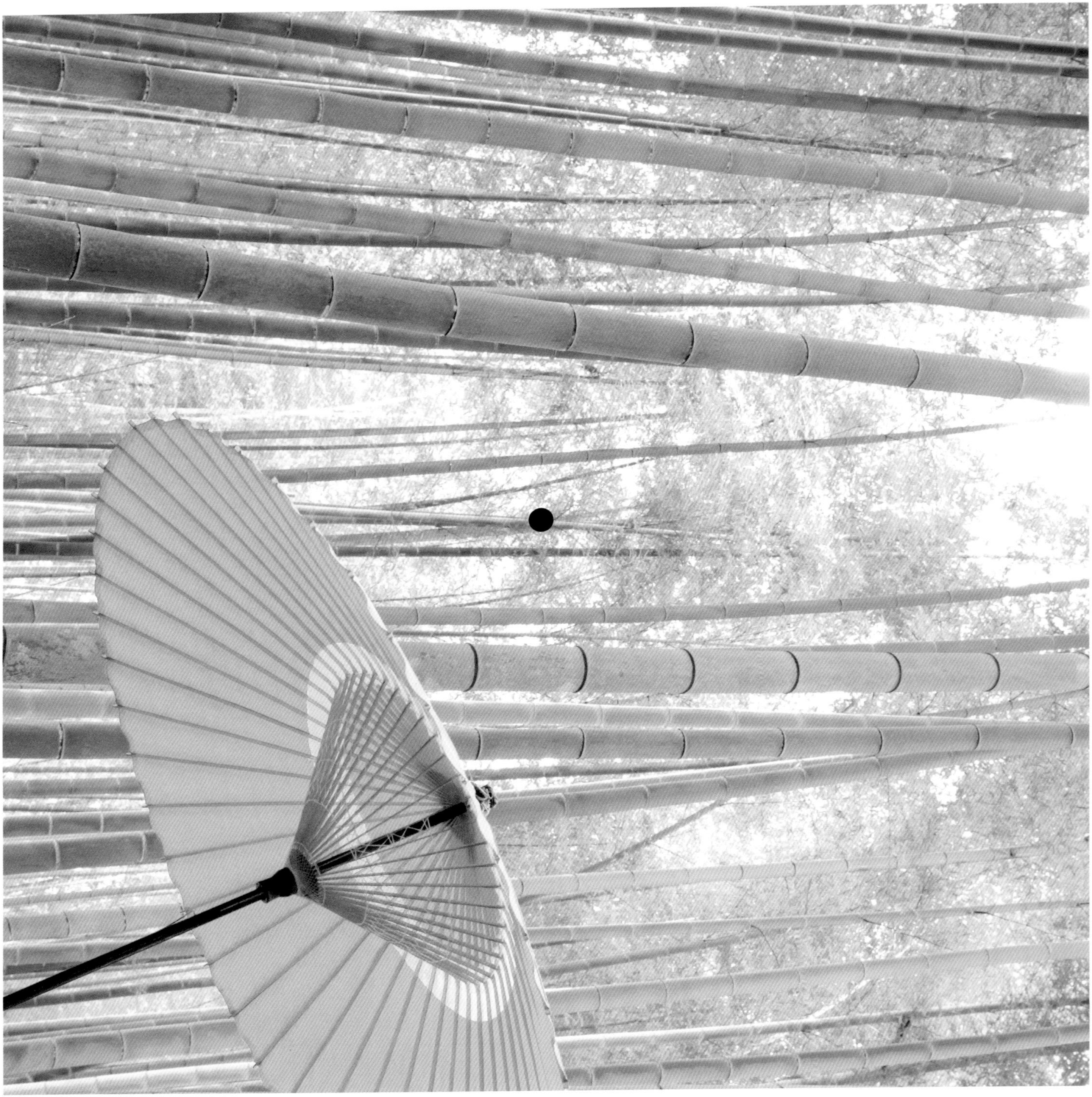

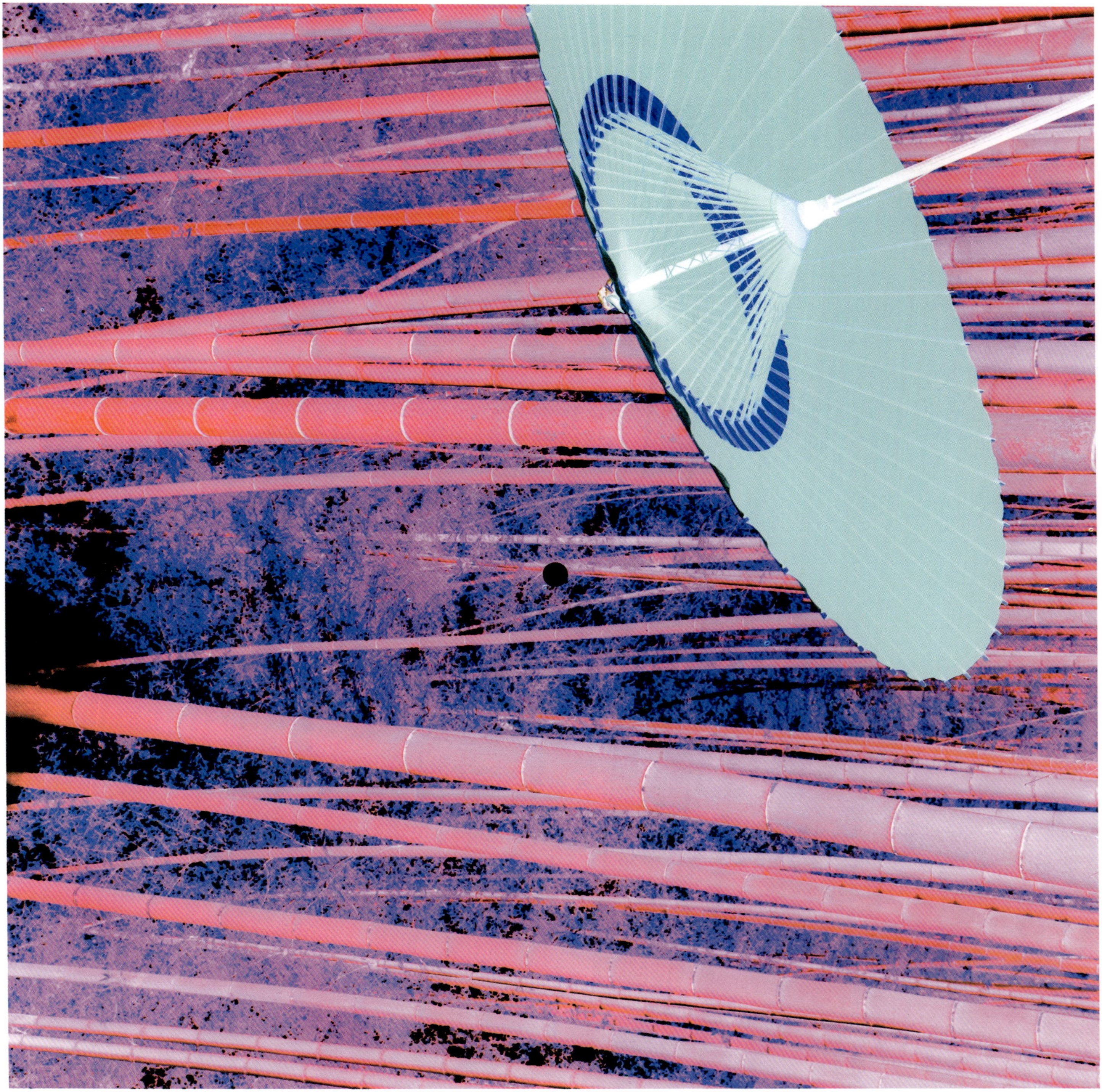

## 前の写真は間をあけ 2枚を並べて 貼るものです。

横に隙間をあけて並べて貼るだけでなく、上下でも斜めでも貼り方は好きなように。
ただし、2枚の写真が顔を動かさずに見える距離に貼ってください！
本のまま見る方は、腕を伸ばし本を広げて見るとよいでしょう。

写真の詳しい見方と説明は、本書90ページに！

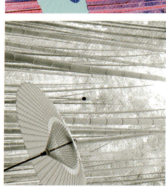

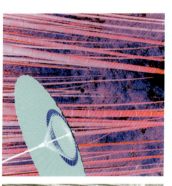

色つきの写真の中心を30秒見た後、白黒の写真を見ると、写真の一部、もしくは全体的に一瞬だけ色がつきます。

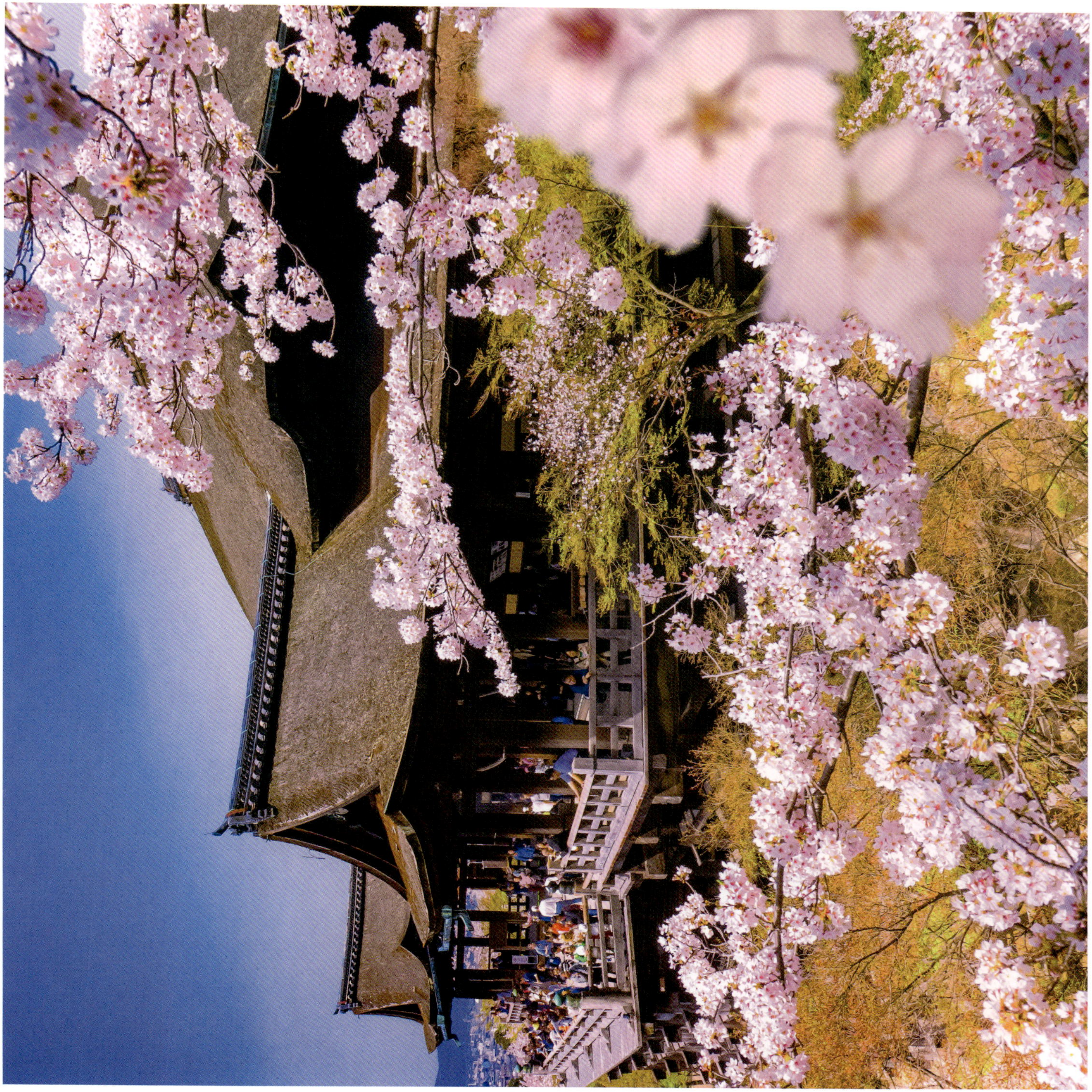

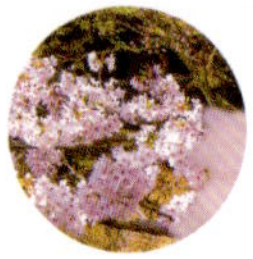

# この写真1枚を好きな場所に貼ってください。

家のリビング、職場のデスクなど、目につきやすいところに貼ってください。本のまま見ても効果はあります。

写真の詳しい
見方と説明は、
本書91ページに！

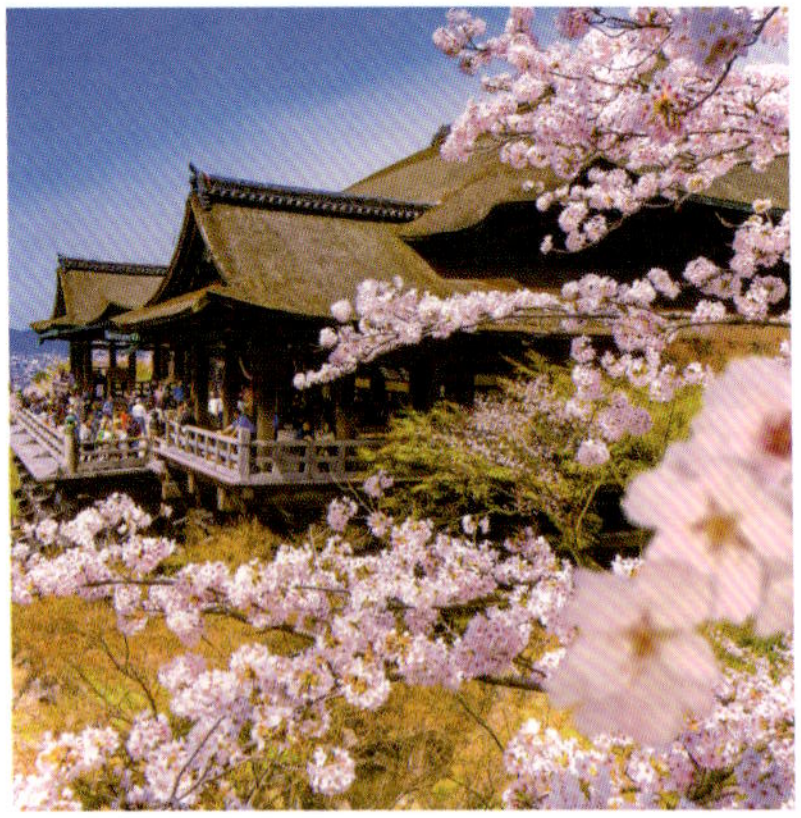

手前の桜と奥の山や街並みを交互に30秒ずつ見ながら、写真の中で遠近を感じてください。

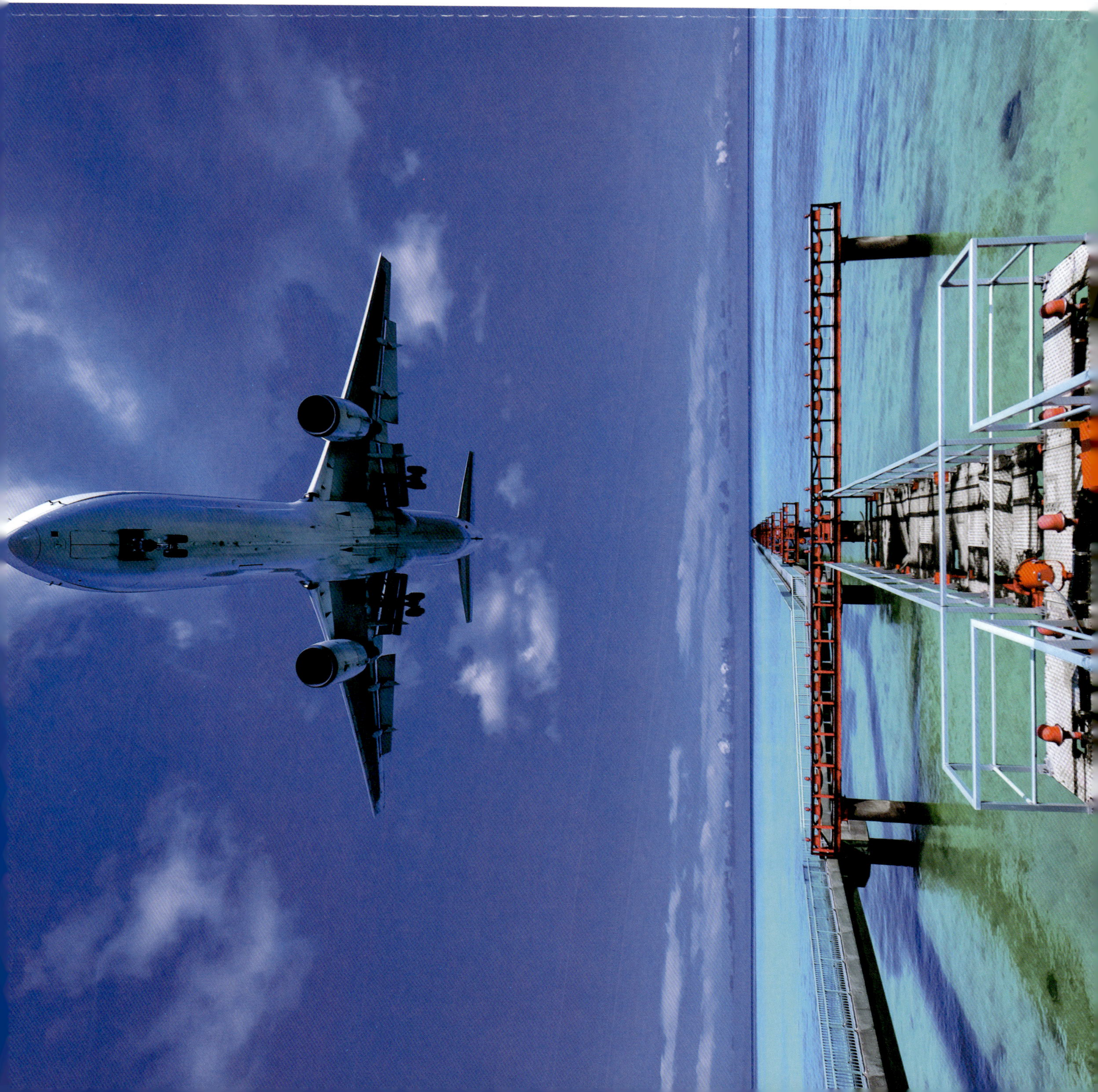

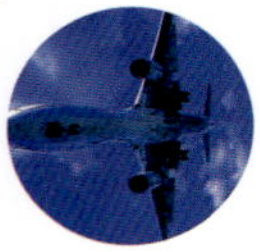

# この写真1枚を好きな場所に貼ってください。

家のリビング、職場のデスクなど、目につきやすいところに貼ってください。本のまま見ても効果はあります。

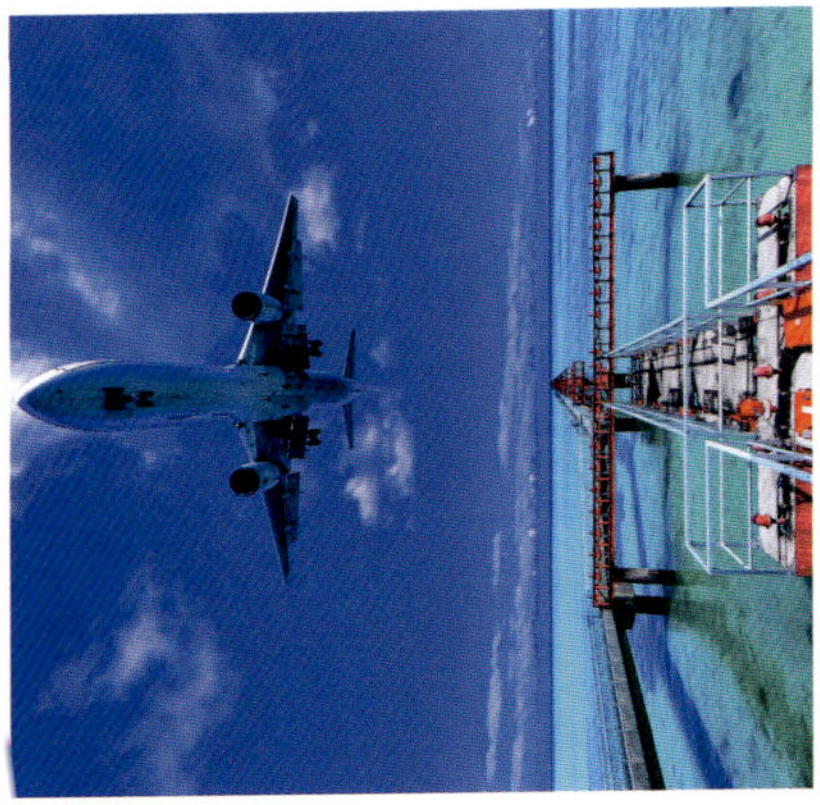

飛行機の浮遊感や、南国バカンスのワクワク感を感じながら写真を眺めましょう。

写真の詳しい見方と説明は、本書91ページに！

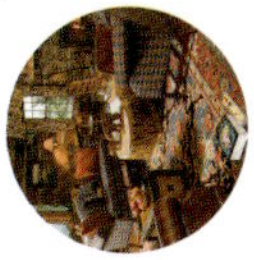

# 次の写真は間をあけ 2枚を並べて 貼りましょう。

横に隙間をあけて並べて貼るだけでなく、上下でも斜めでも貼り方は好きなように。
ただし、2枚の写真が顔を動かさずに見える距離に貼ってください！
本のまま見る方は、腕を伸ばし本を広げて見るとよいでしょう。

写真の詳しい
見方と説明は、
本書91ページに！

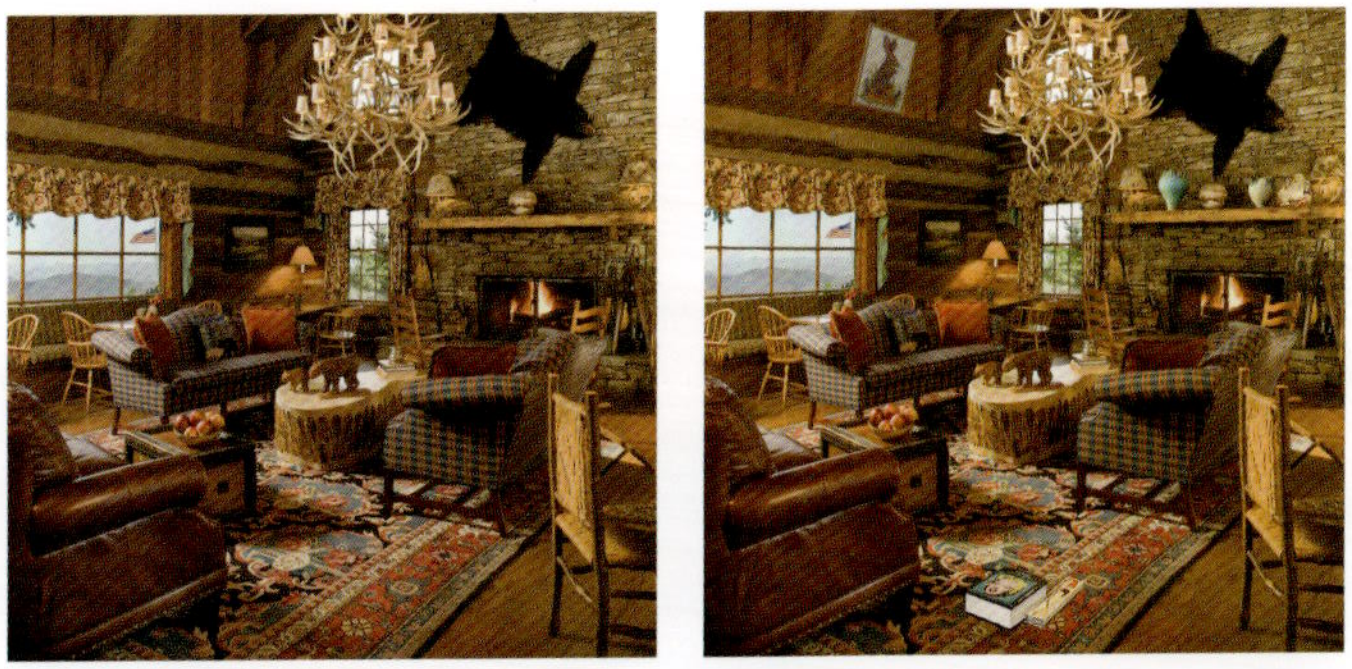

2つの写真を並べて、6つの間違いを探しましょう。

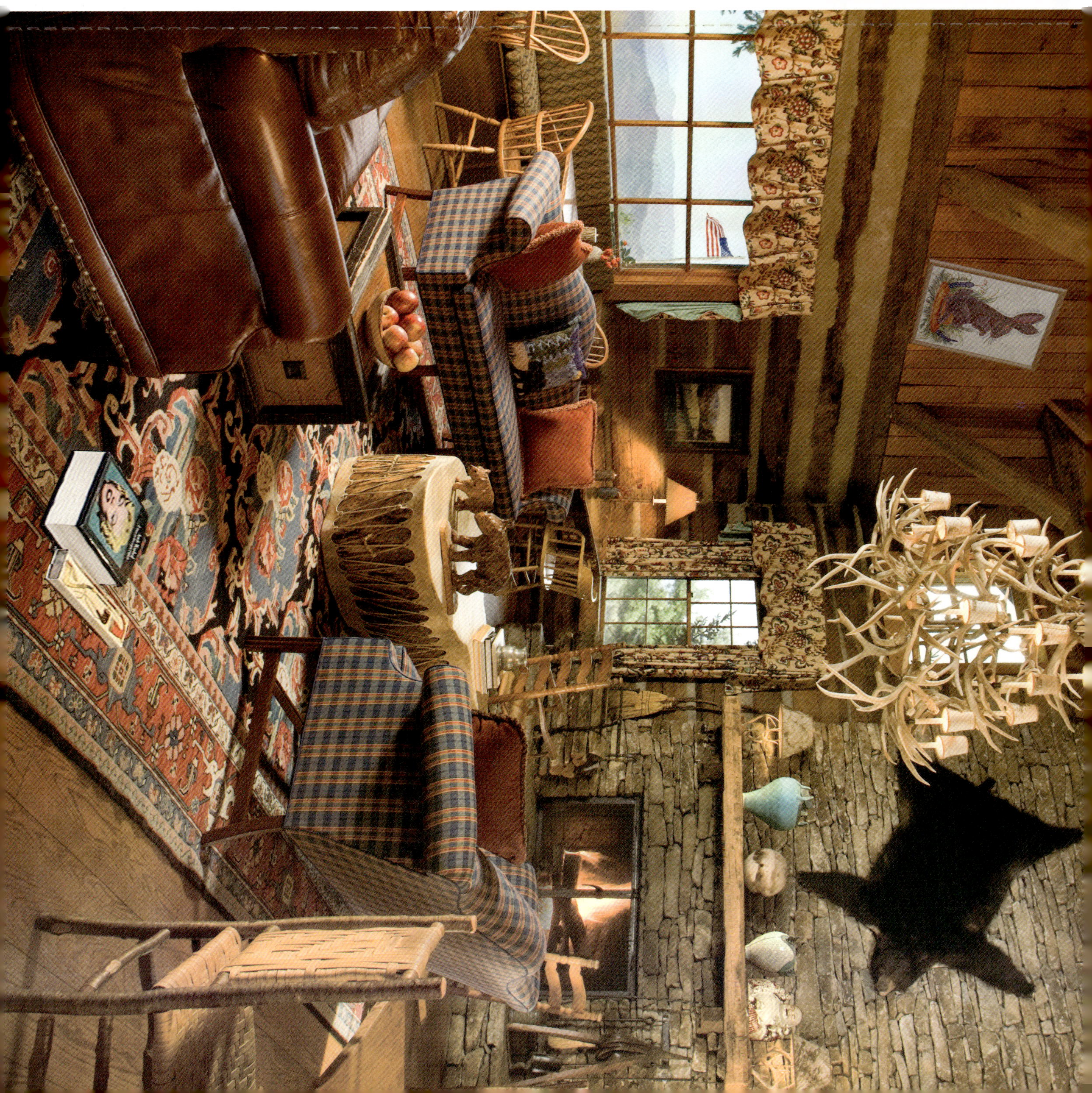

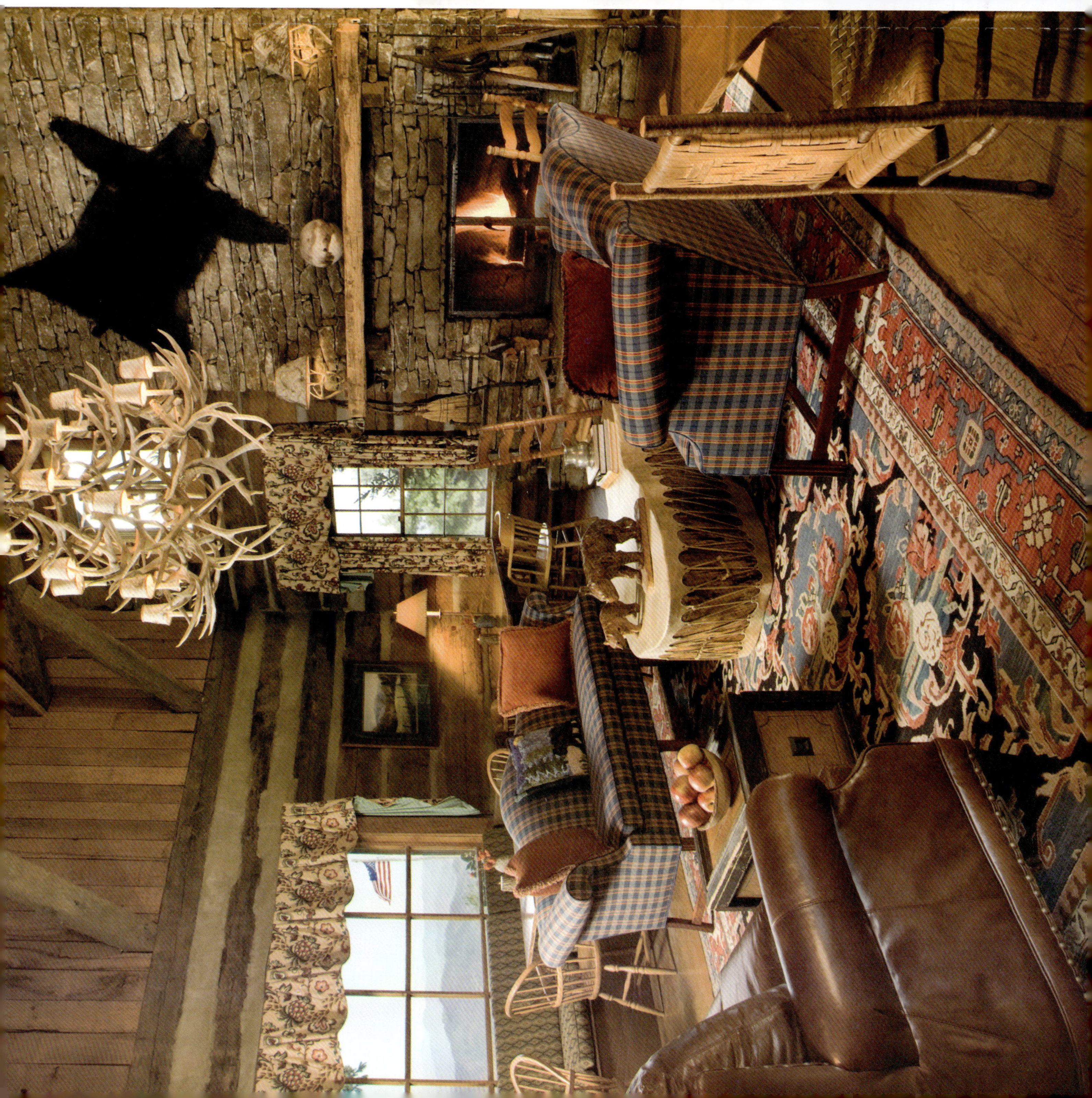

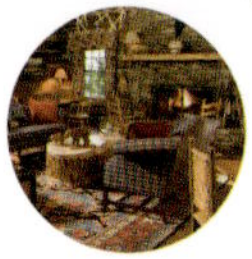

# 前の写真は間をあけ2枚を並べて貼るものです。

横に隙間をあけて並べて貼るだけでなく、上下でも斜めでも貼り方は好きなように。ただし、2枚の写真が顔を動かさずに見える距離に貼ってください！本のまま見る方は、腕を伸ばし本を広げて見るとよいでしょう。

写真の詳しい
見方と説明は、
本書91ページに！

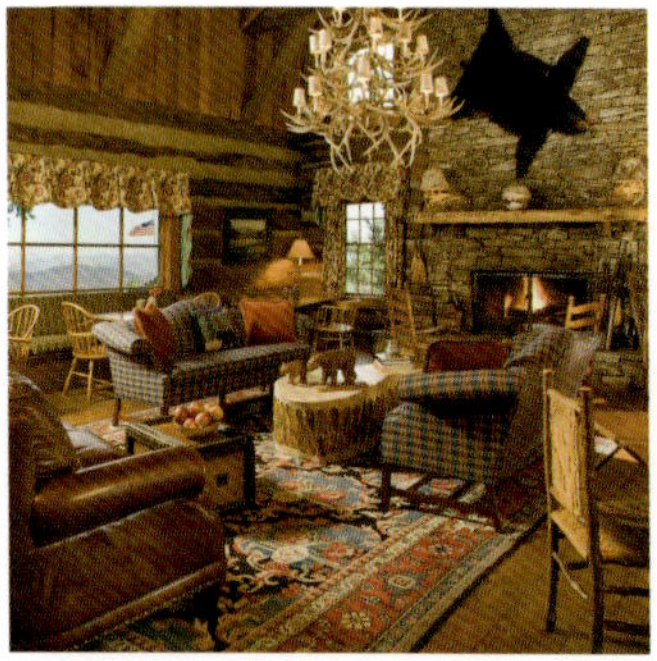

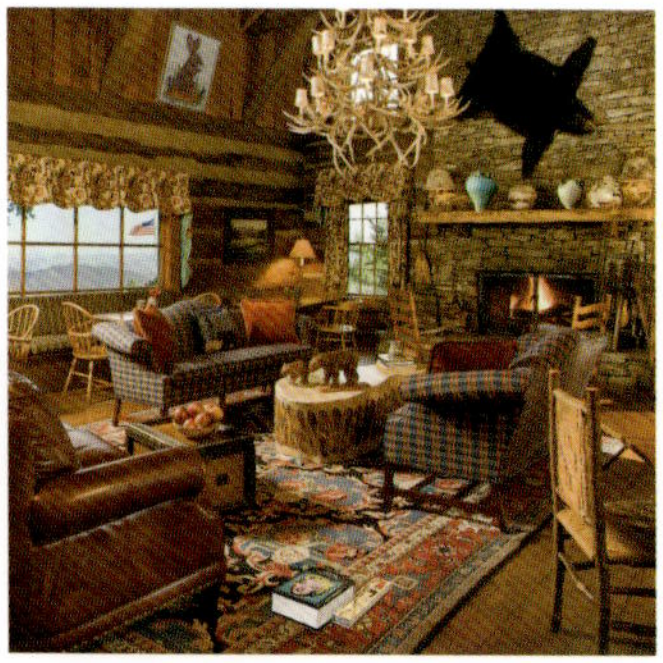

2つの写真を並べて、6つの間違いを探しましょう。

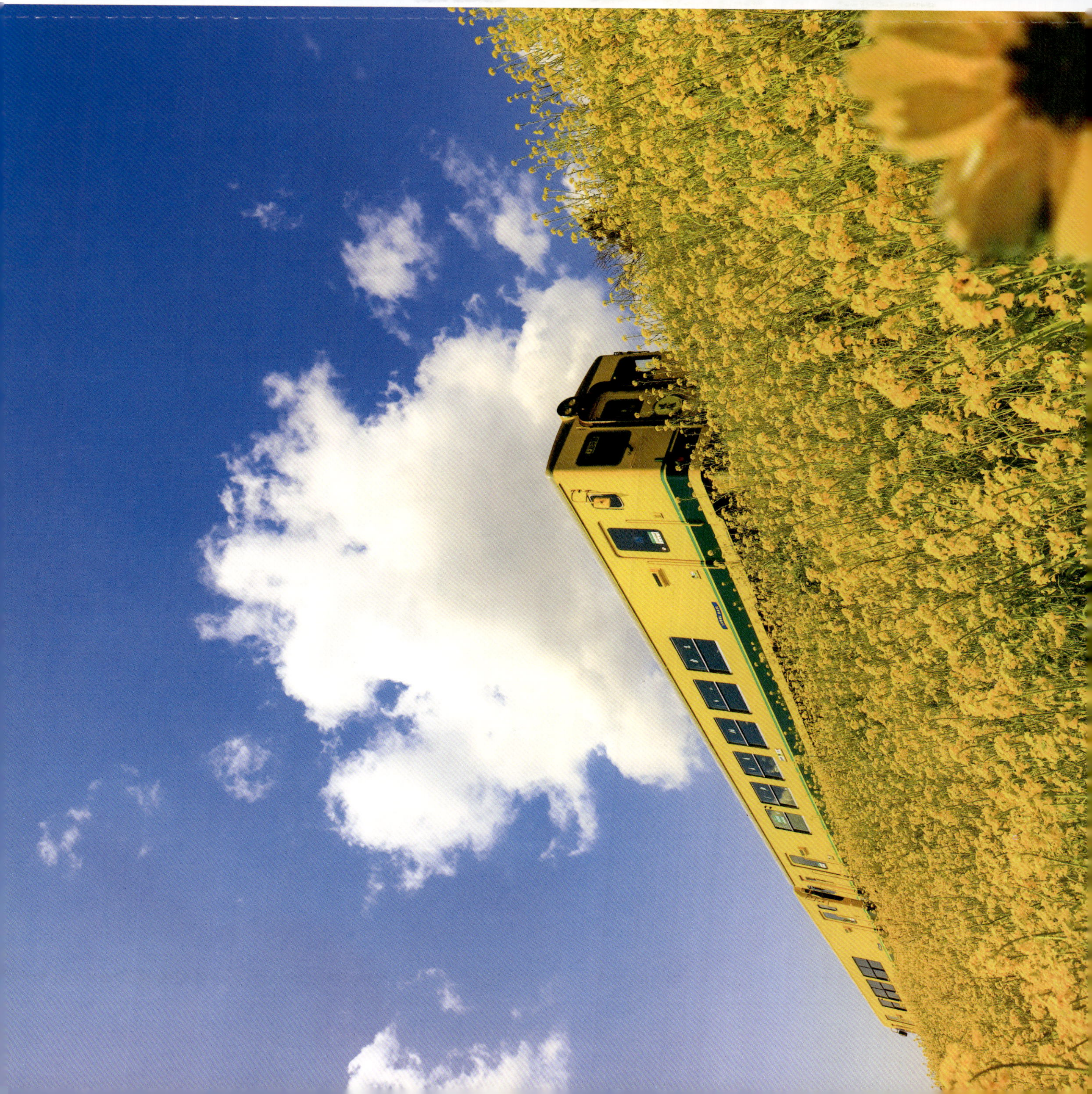

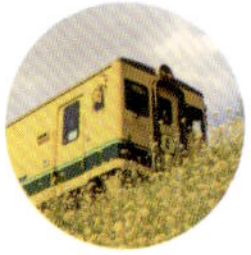

# この写真1枚を好きな場所に貼ってください。

家のリビング、職場のデスクなど、目につきやすいところに貼ってください。本のまま見ても効果はあります。

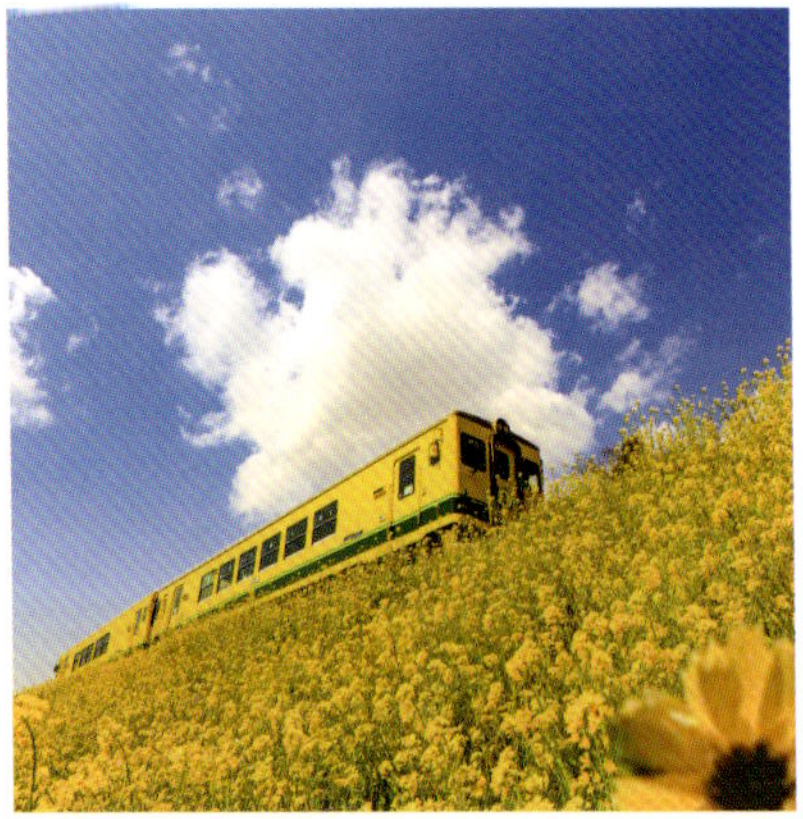

手前の花と奥の花畑や空の黄色と青のコントラストを感じながら全体をボーッと眺めましょう。

写真の詳しい見方と説明は、本書91ページに！

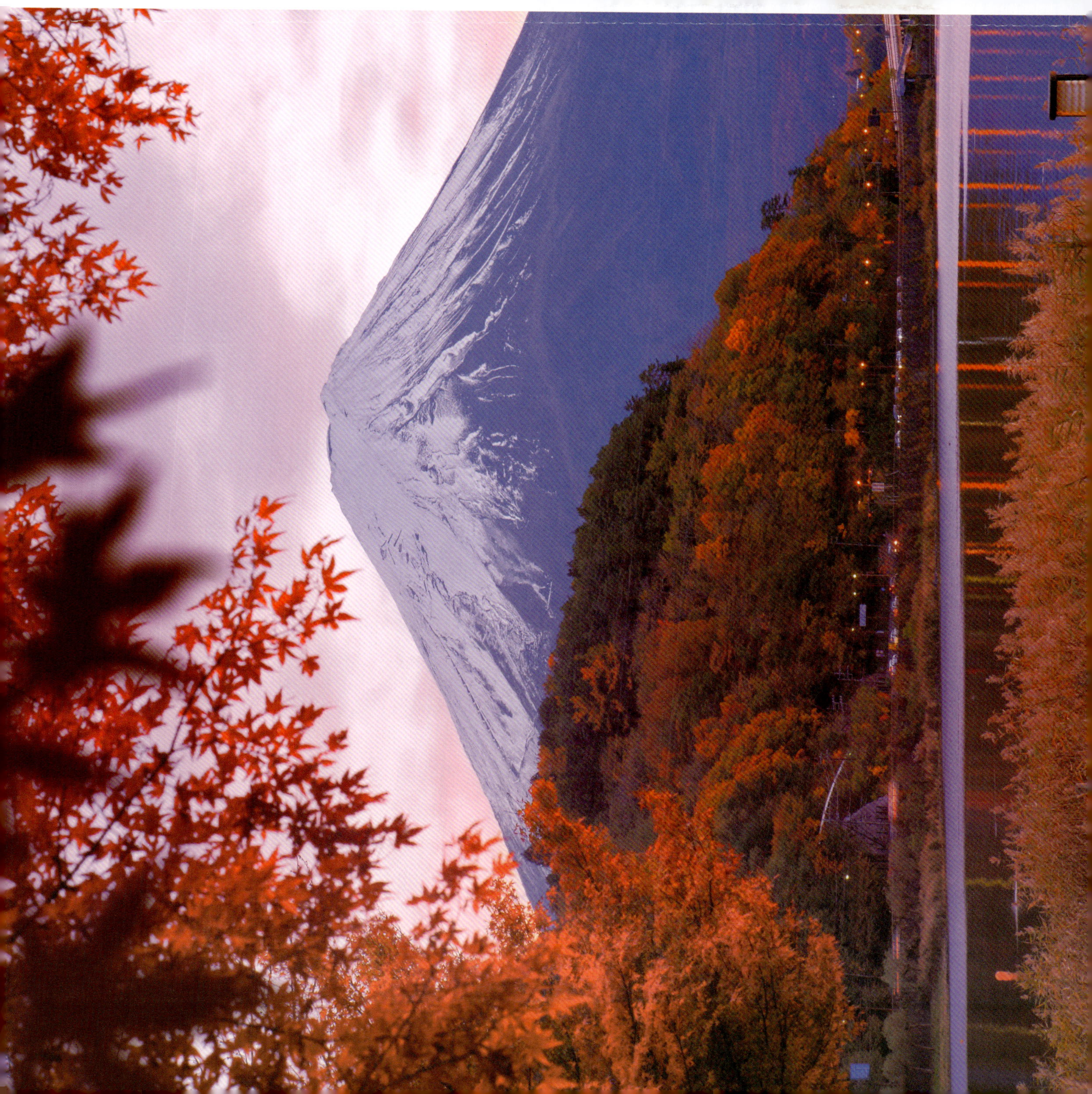

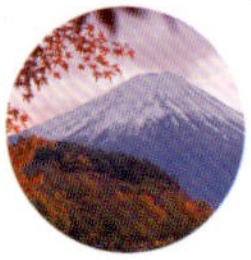

# この写真1枚を好きな場所に貼ってください。

家のリビング、職場のデスクなど、目につきやすいところに貼ってください。本のまま見ても効果はあります。

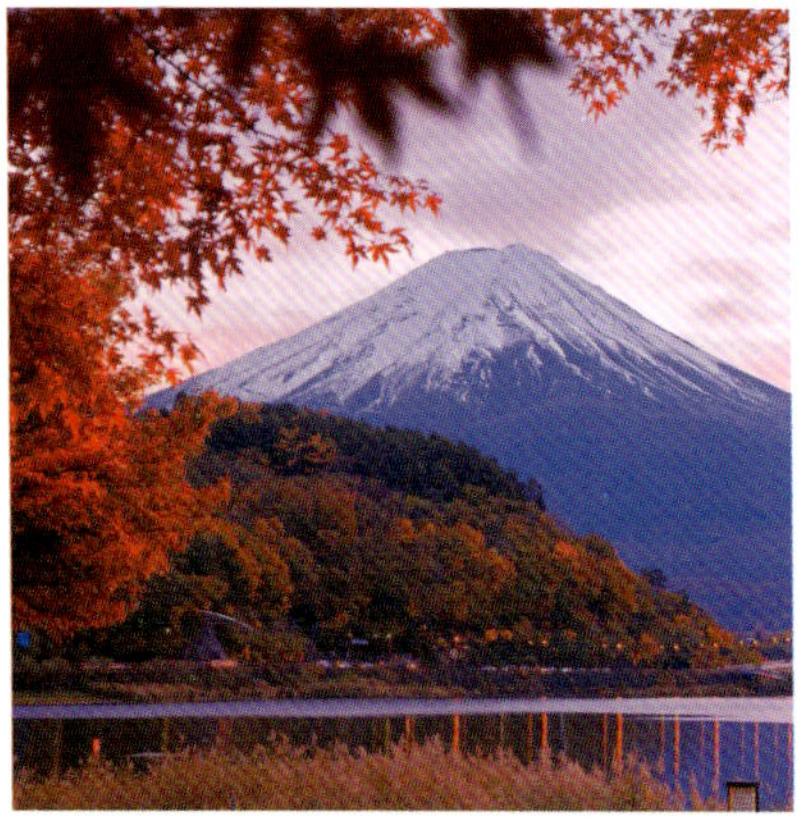

手前の紅葉と奥の紅葉を15秒ずつ交互に見たあと、30秒全体を眺めます。毛様体筋がリラックスします。

写真の詳しい見方と説明は、本書92ページに！

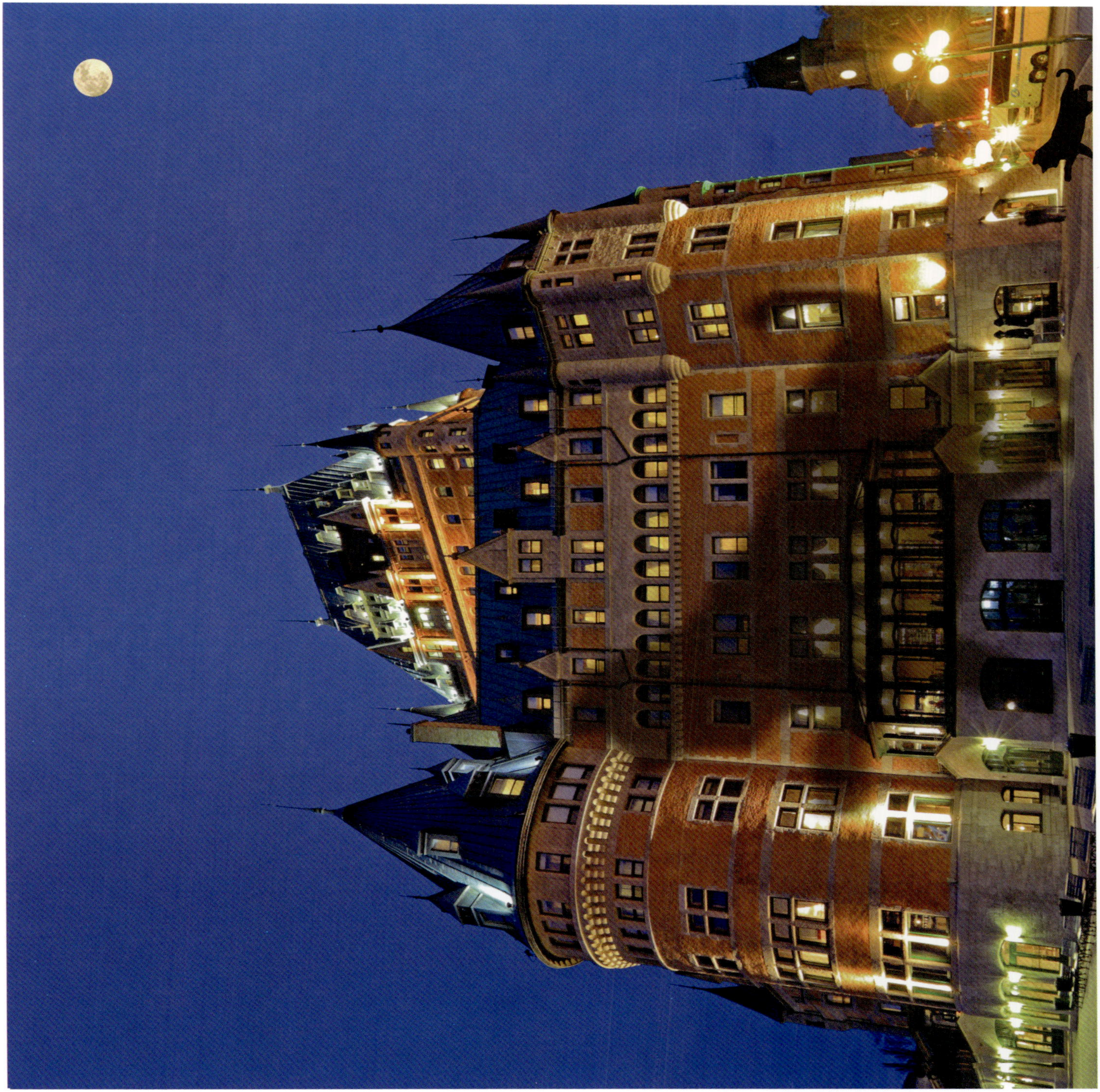

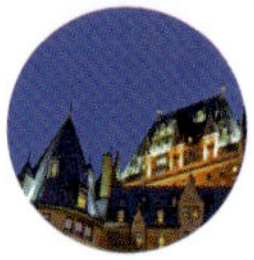

# この写真1枚を好きな場所に貼ってください。

家のリビング、職場のデスクなど、目につきやすいところに貼ってください。本のまま見ても効果はあります。

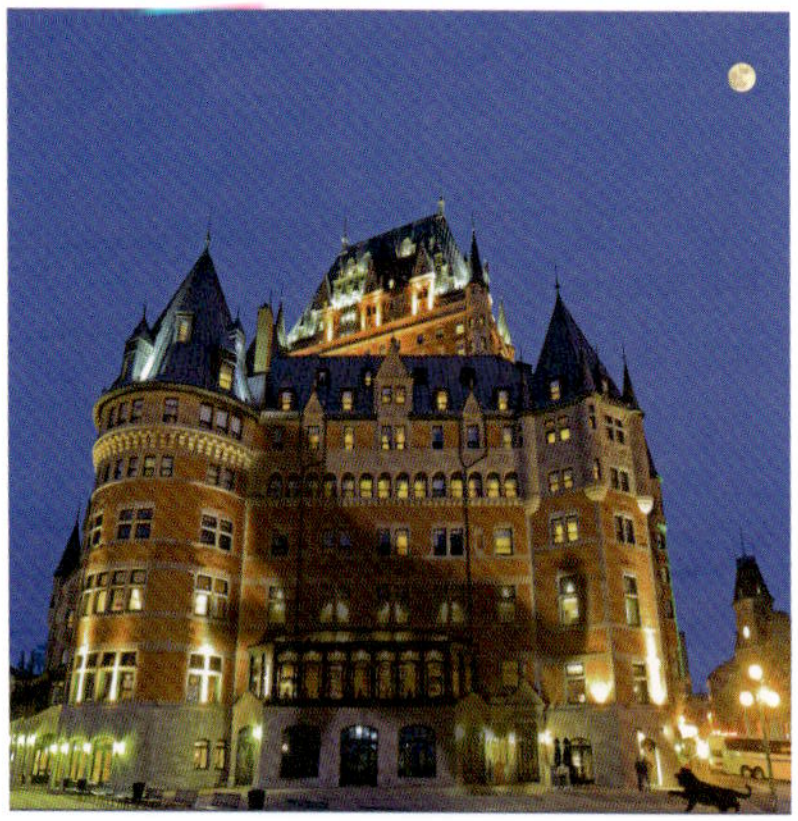

ホテルの壁に映る影の主は？　見つけたら夜の雰囲気も楽しんでみてください。

写真の詳しい見方と説明は、本書92ページに！

13 リンゴ

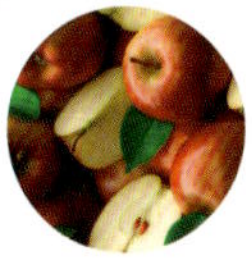

# 次の写真は間をあけ**2枚を並べて**貼りましょう。

横に隙間をあけて並べて貼るだけでなく、上下でも斜めでも貼り方は好きなように。ただし、2枚の写真が顔を動かさずに見える距離に貼ってください！本のまま見る方は、腕を伸ばし本を広げて見るとよいでしょう。

写真の詳しい見方と説明は、本書92ページに！

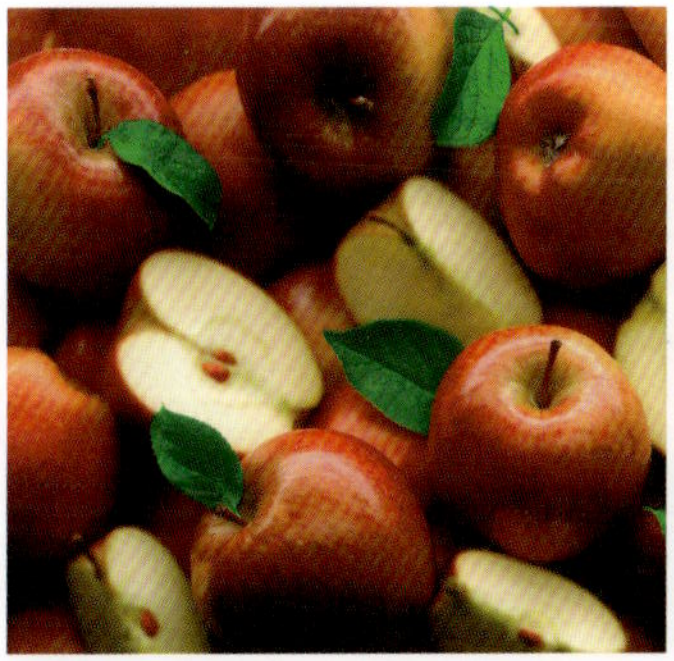

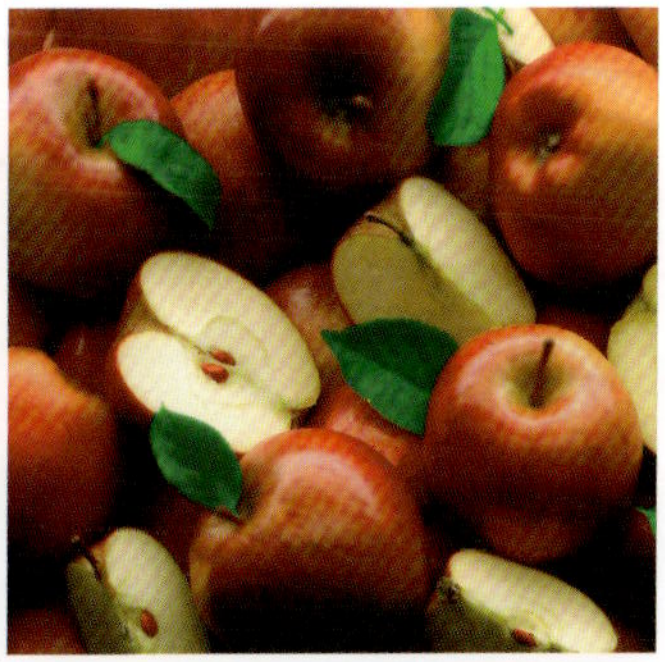

2枚の写真のピントの違いを感じながら、30秒ずつ交互に眺めてみましょう。脳の視覚補正能力が鍛えられます。

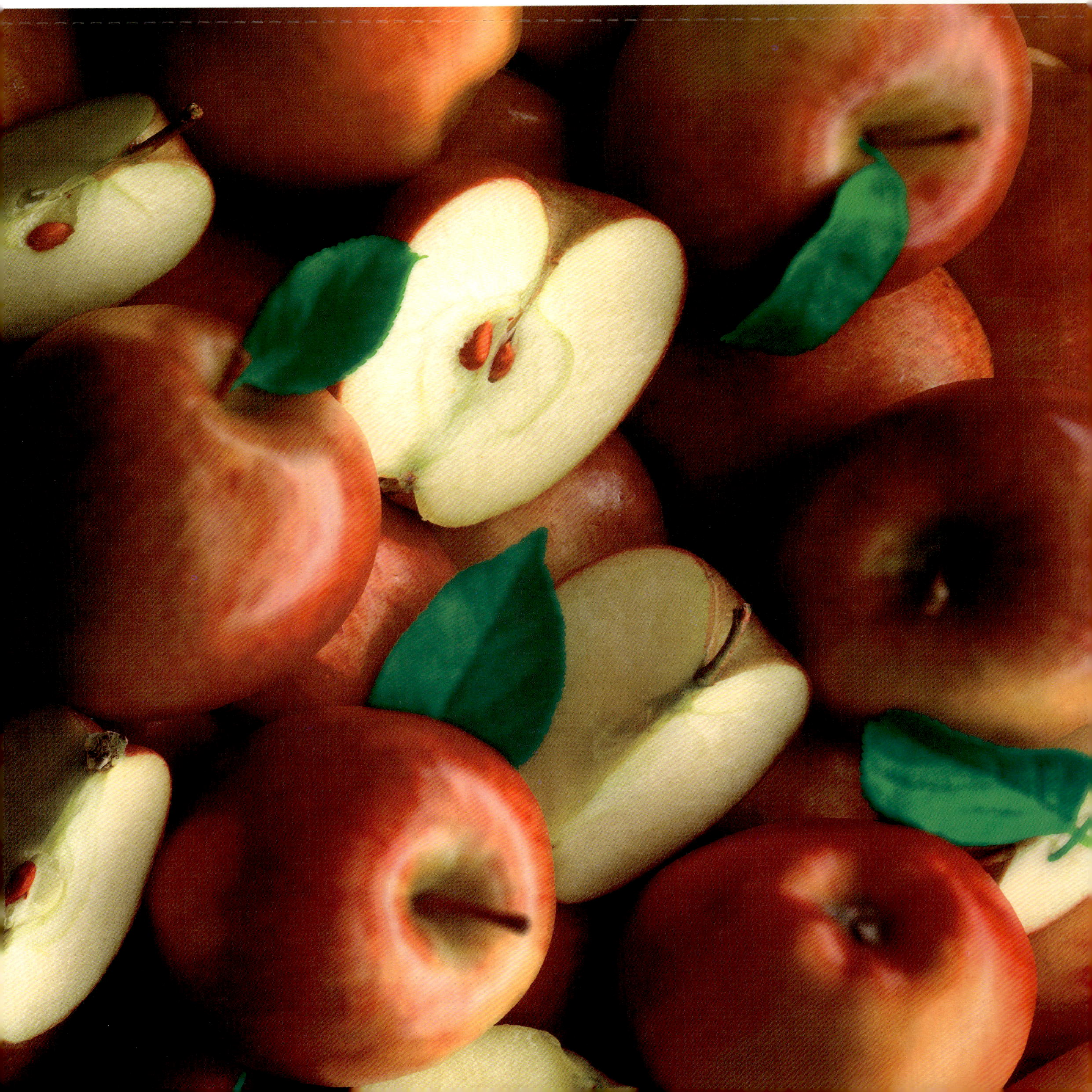

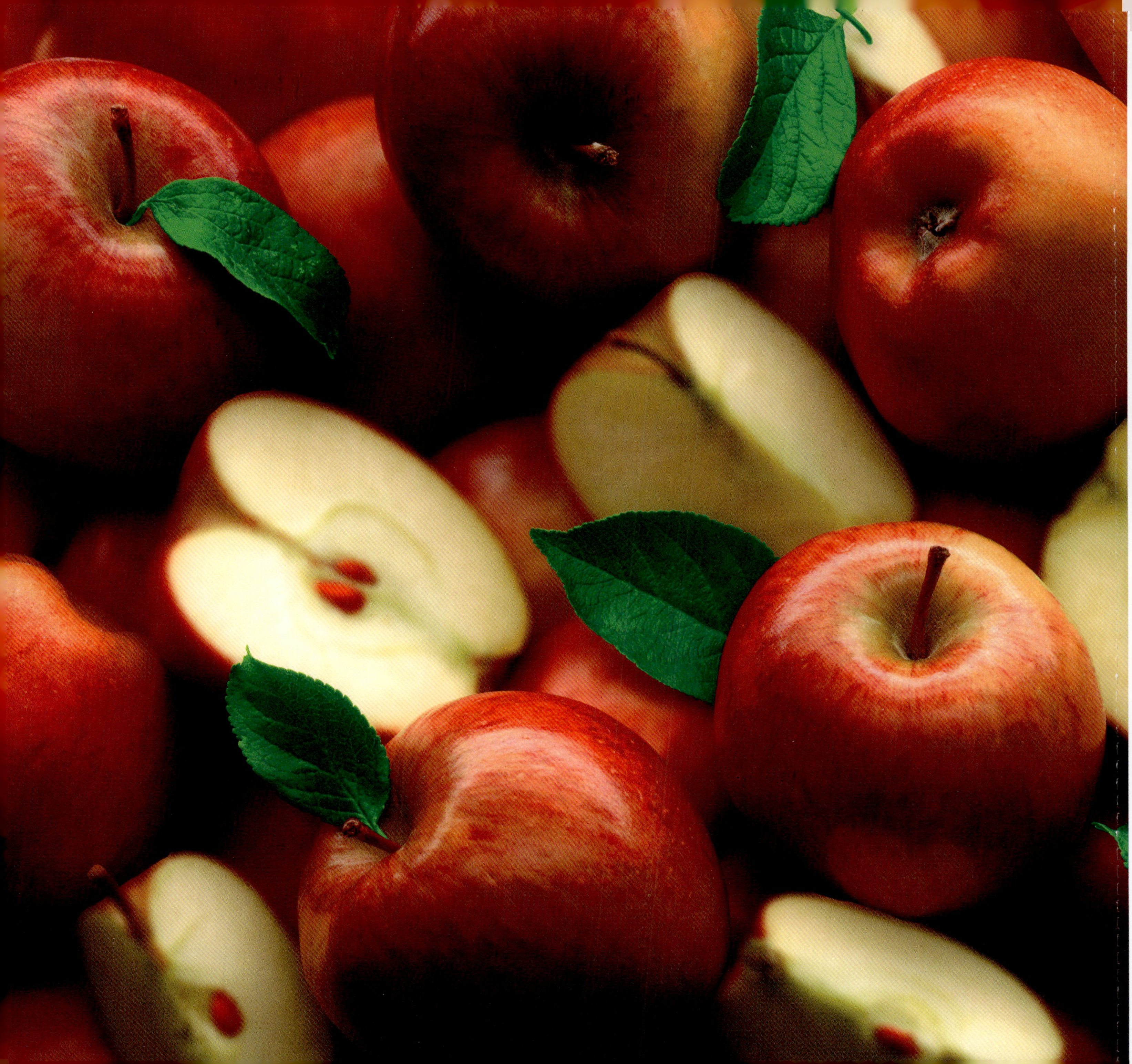

13 リンゴ

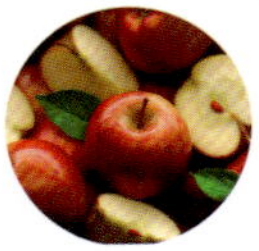

# 前の写真は間をあけ2枚を並べて貼るものです。

横に隙間をあけて並べて貼るだけでなく、上下でも斜めでも貼り方は好きなように。

ただし、2枚の写真が顔を動かさずに見える距離に貼ってください！

本のまま見る方は、腕を伸ばし本を広げて見るとよいでしょう。

写真の詳しい見方と説明は、本書92ページに！

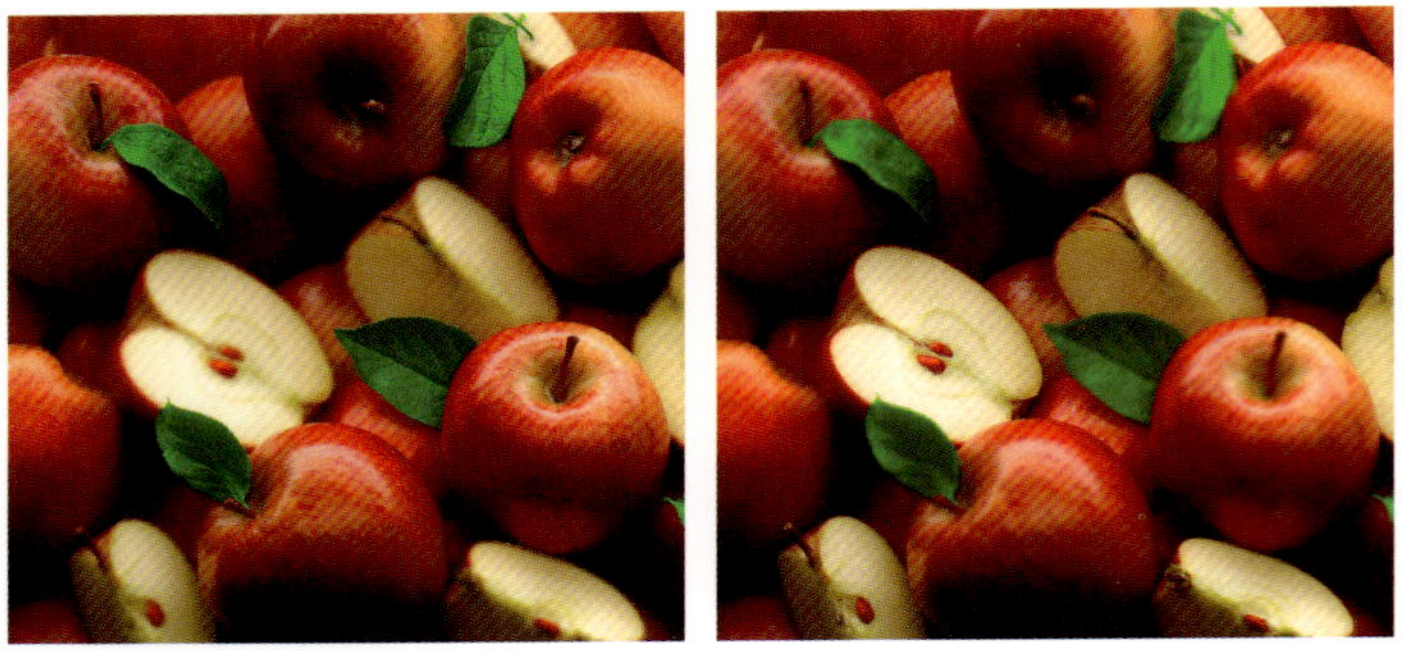

2 枚の写真のピントの違いを感じながら、30 秒ずつ交互に眺めてみましょう。脳の視覚補正能力が鍛えられます。

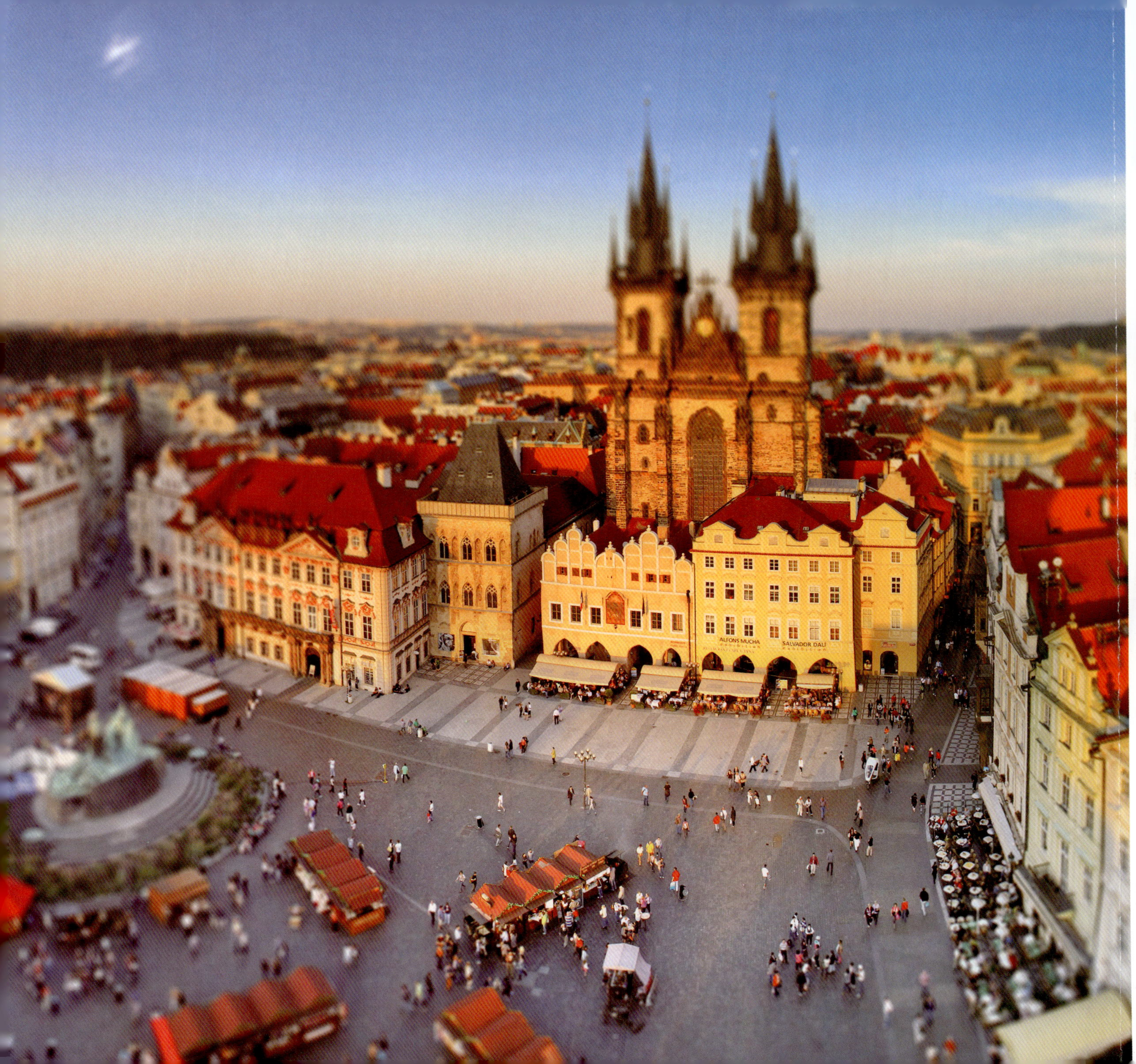
ALFONS MUCHA
exhibition
SALVADOR DALI
exhibition

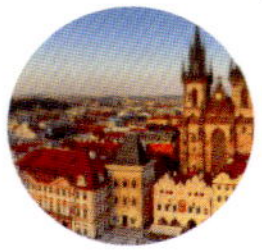

写真の詳しい見方と説明は、本書92ページに！

# この写真1枚を好きな場所に貼ってください。

家のリビング、職場のデスクなど、目につきやすいところに貼ってください。本のまま見ても効果はあります。

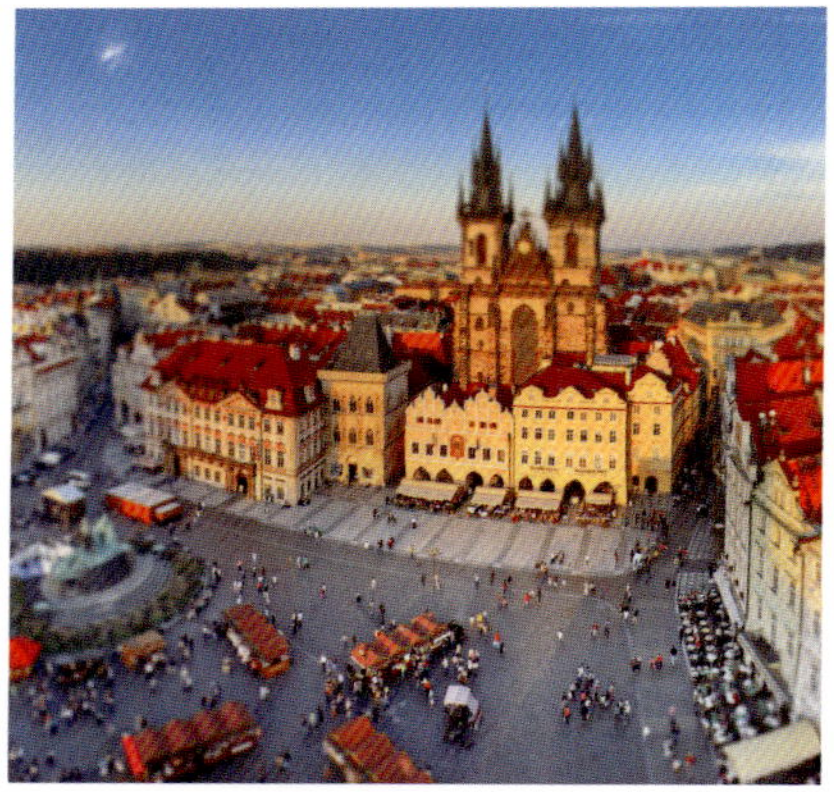

ジオラマのように見える写真で脳内視力を刺激。街のすみずみまで目で散策しましょう。

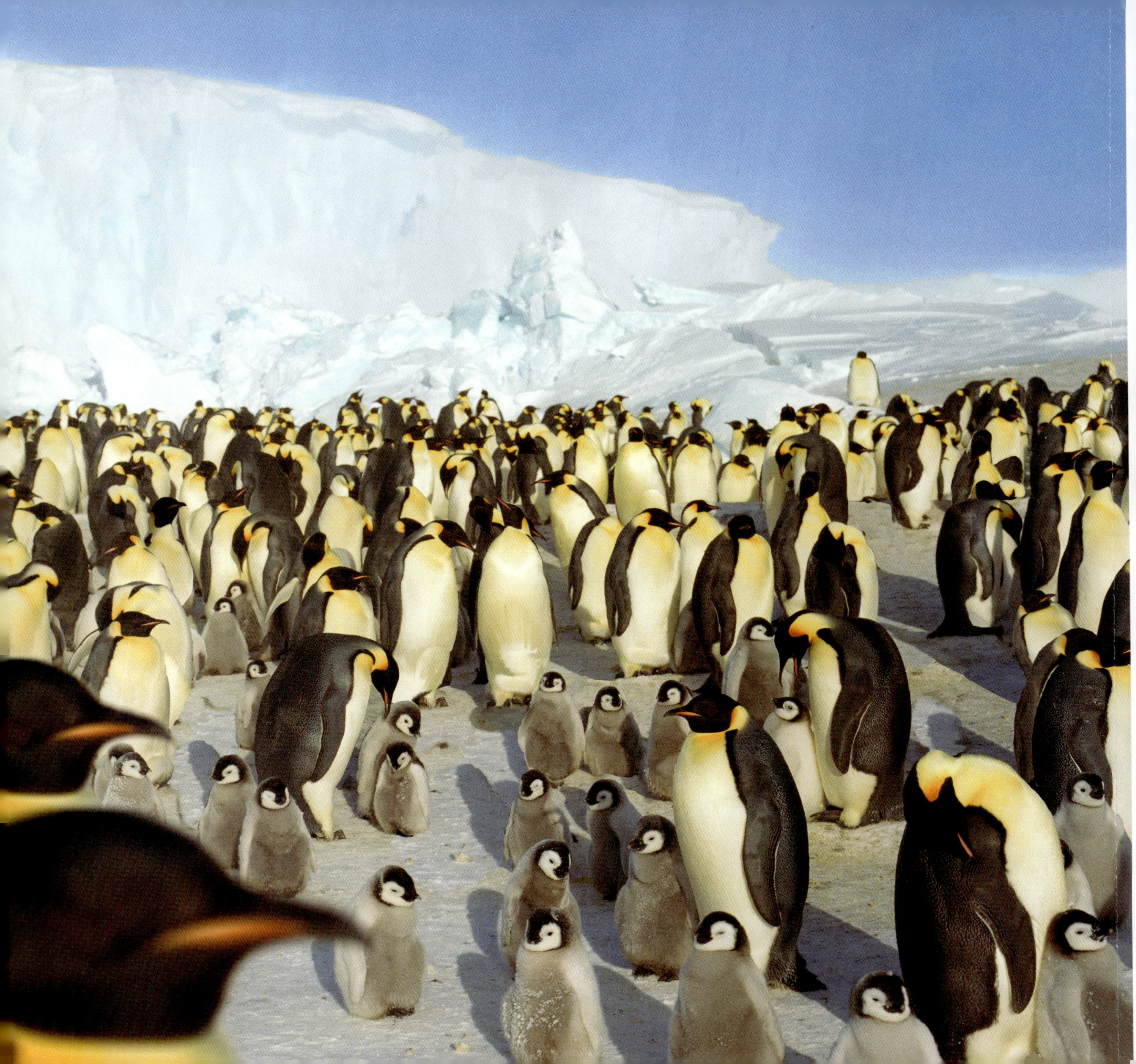

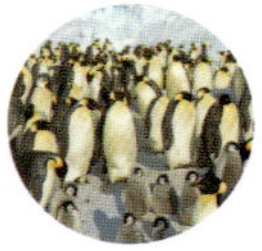

# この写真1枚を好きな場所に貼ってください。

家のリビング、職場のデスクなど、目につきやすいところに貼ってください。本のまま見ても効果はあります。

写真の詳しい見方と説明は、本書93ページに！

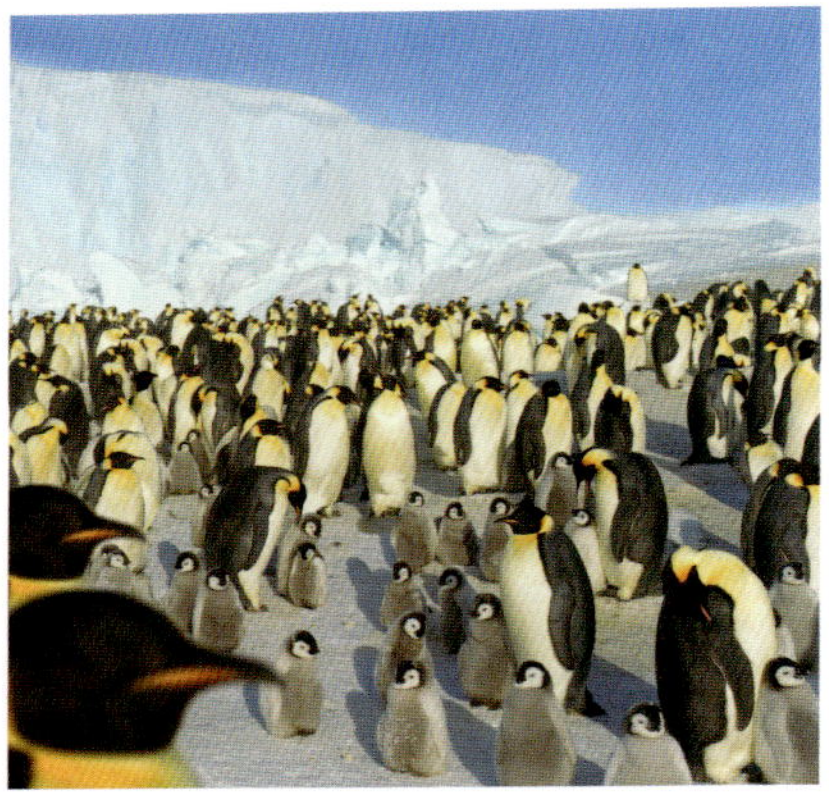

写真の中にペンギンのヒナの頭の数はいくつあるでしょうか？　数えてみてください。

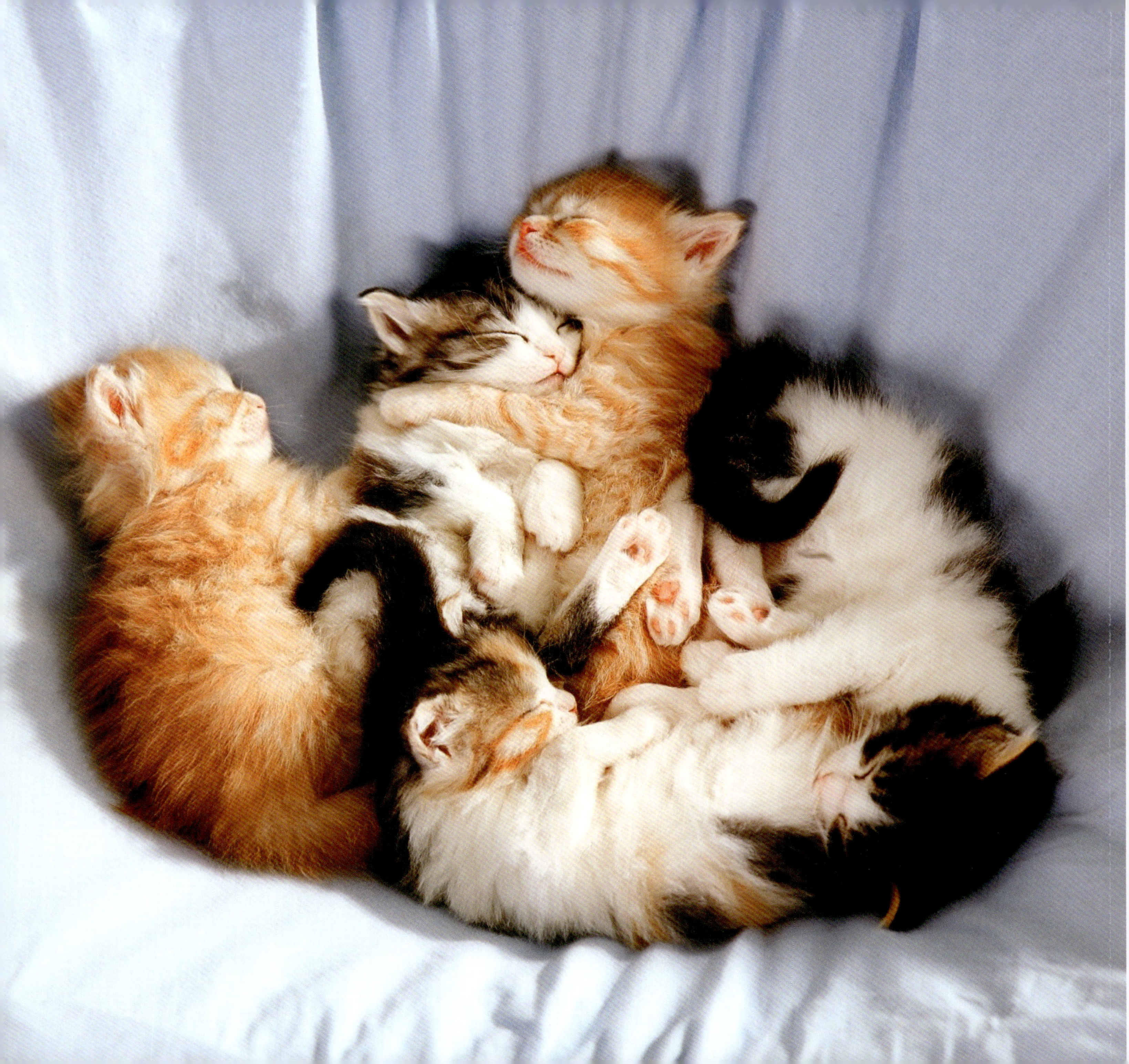

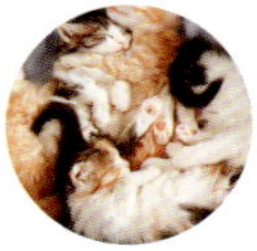

写真の詳しい
見方と説明は、
本書93ページに！

# この写真1枚を好きな場所に貼ってください。

家のリビング、職場のデスクなど、目につきやすいところに貼ってください。本のまま見ても効果はあります。

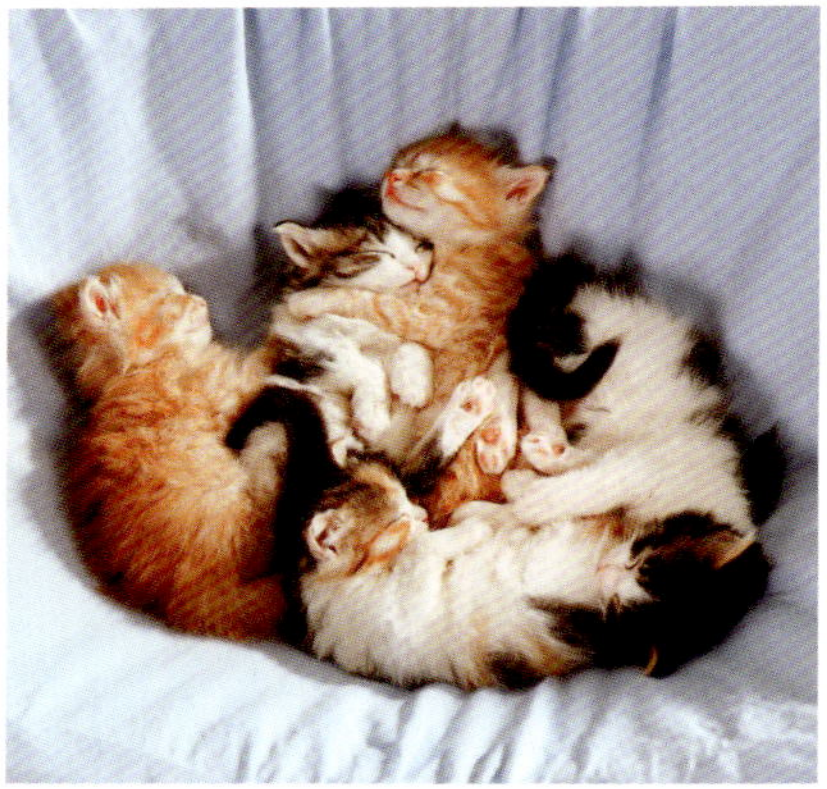

かわいい動物を見てリラックスしましょう。写真の中に子猫が何匹いるか数えてみて。

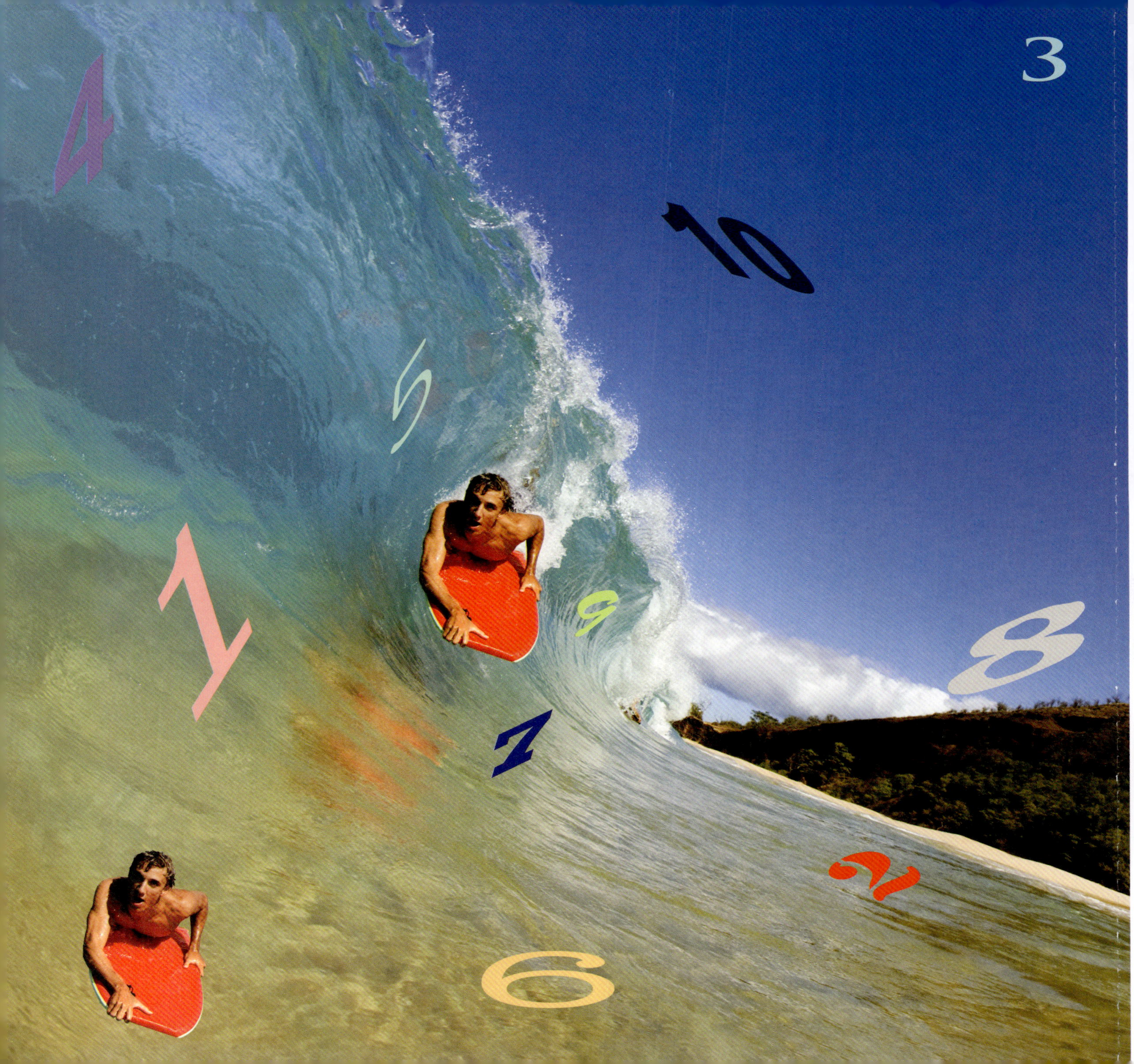
3
4
10
5
9
1
8
7
2
6

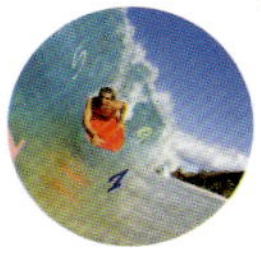

写真の詳しい
見方と説明は、
本書93ページに！

# この写真1枚を好きな場所に貼ってください。

家のリビング、職場のデスクなど、目につきやすいところに貼ってください。本のまま見ても効果はあります。

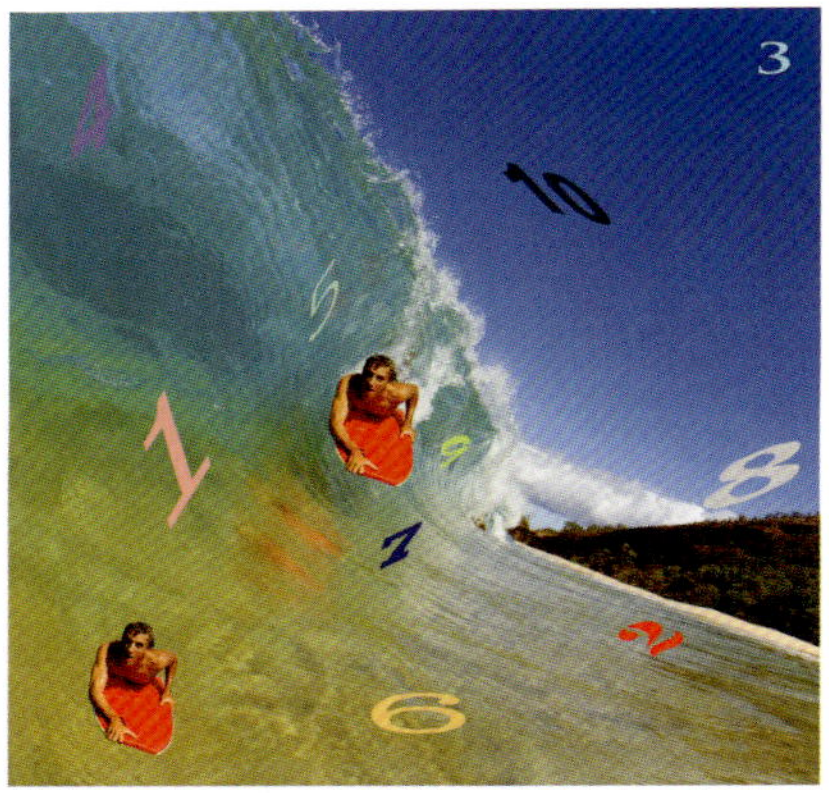

1から10までの数字を目を閉じたり開いたりしながら追いましょう。サーファーの大きさも見比べてみて。

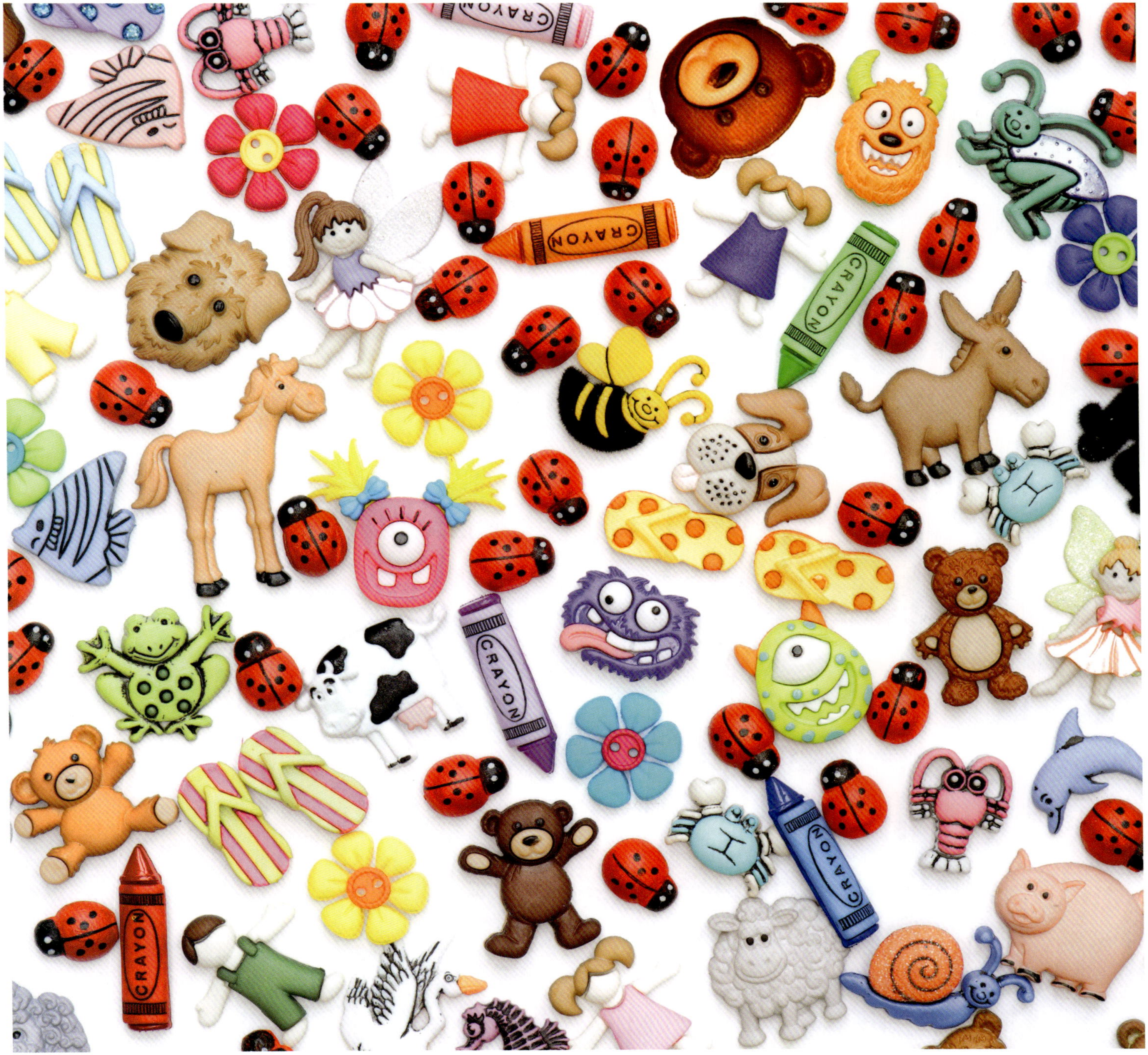
CRAYON
CRAYON
CRAYON
CRAYON
CRAYON
CRAYON

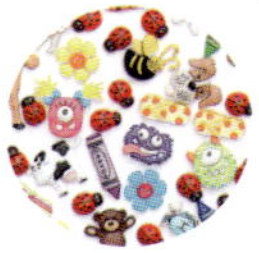

写真の詳しい
見方と説明は、
本書93ページに！

# この写真1枚を好きな場所に貼ってください。

家のリビング、職場のデスクなど、目につきやすいところに貼ってください。
本のまま見ても効果はあります。

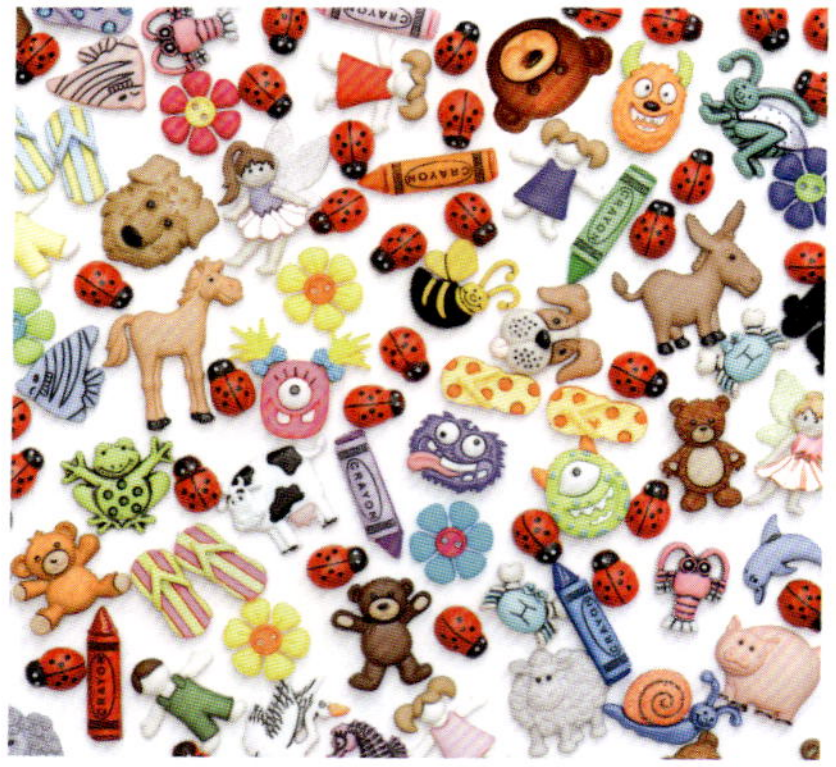

クマは何匹？　子どもと妖精は合わせて何人？　目で追って探してみてください。

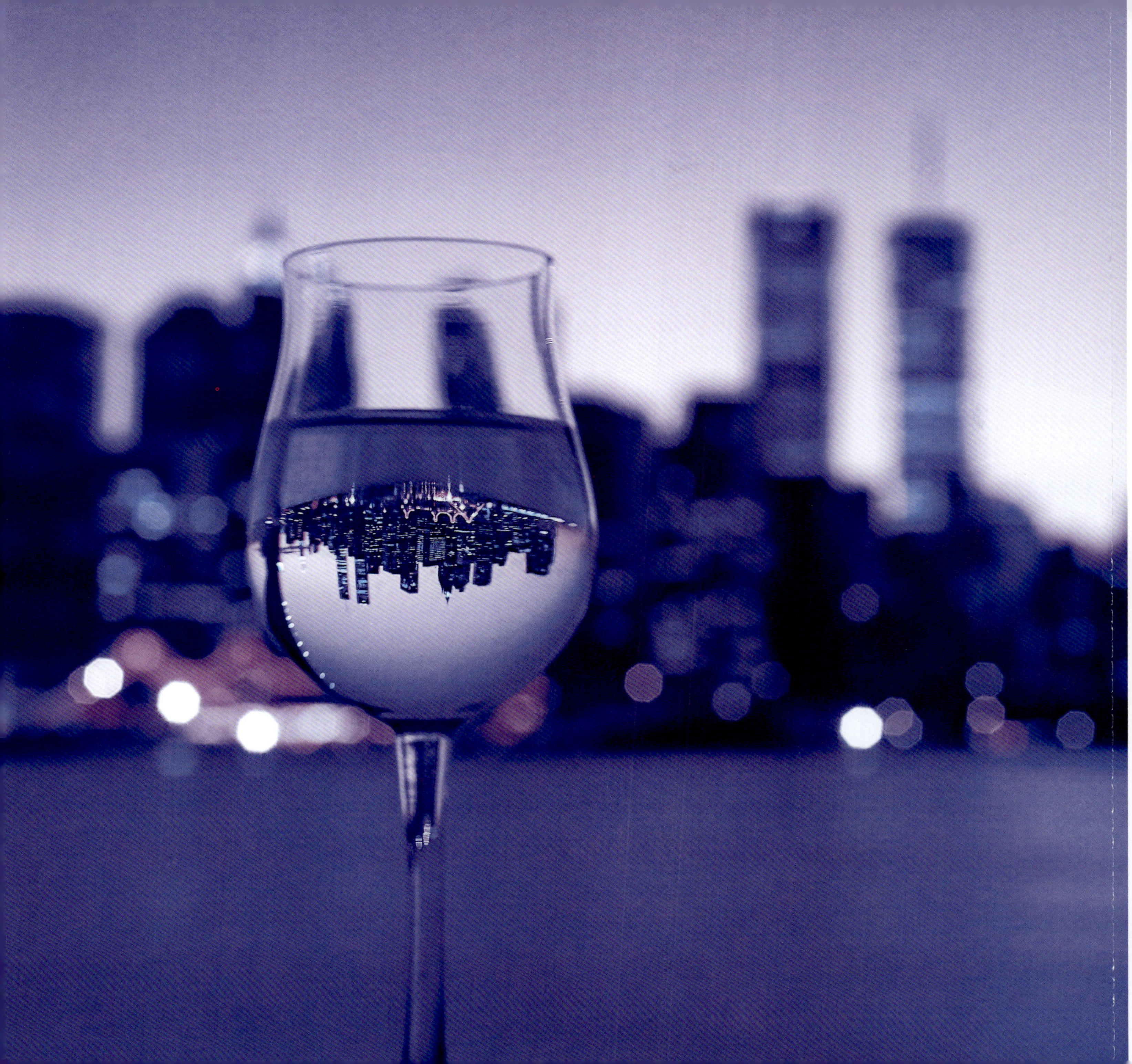

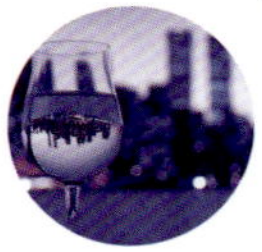

写真の詳しい
見方と説明は、
本書94ページに！

# この写真1枚を好きな場所に貼ってください。

家のリビング、職場のデスクなど、目につきやすいところに貼ってください。本のまま見ても効果はあります。

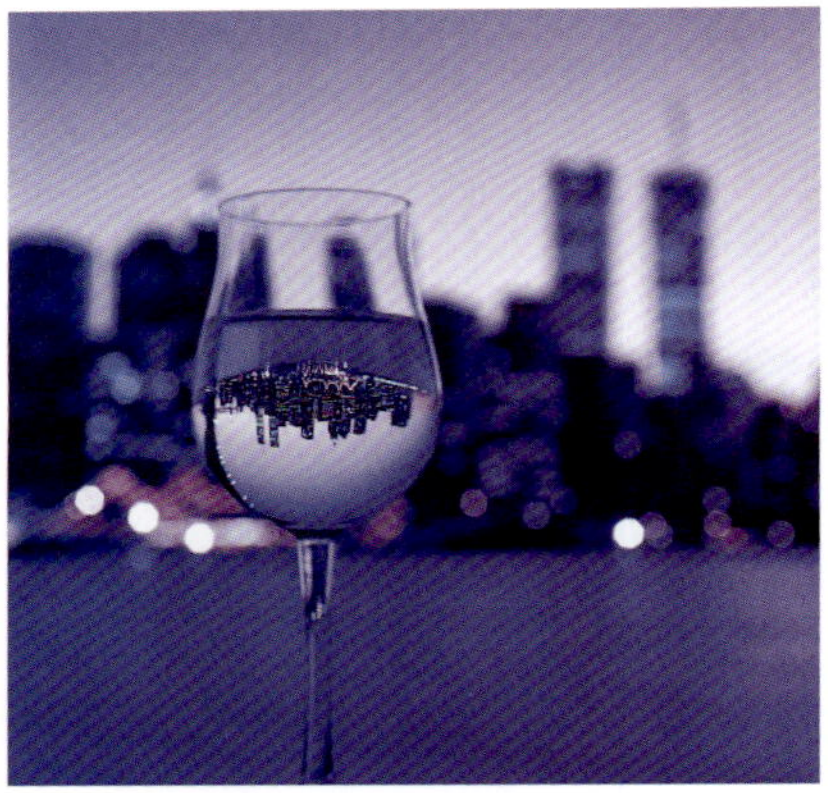

コップに映る景色とぼやけた背景を30秒ずつ眺めてみましょう。脳内視力が鍛えられます。

20
ひまわり

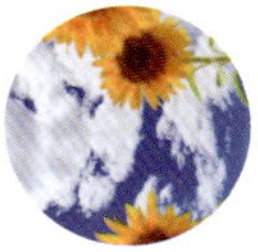

# 次の写真は間をあけ 2枚を並べて 貼りましょう。

横に隙間をあけて並べて貼るだけでなく、上下でも斜めでも貼り方は好きなように。
ただし、2枚の写真が顔を動かさずに見える距離に貼ってください！
本のまま見る方は、腕を伸ばし本を広げて見るとよいでしょう。

写真の詳しい見方と説明は、本書94ページに！

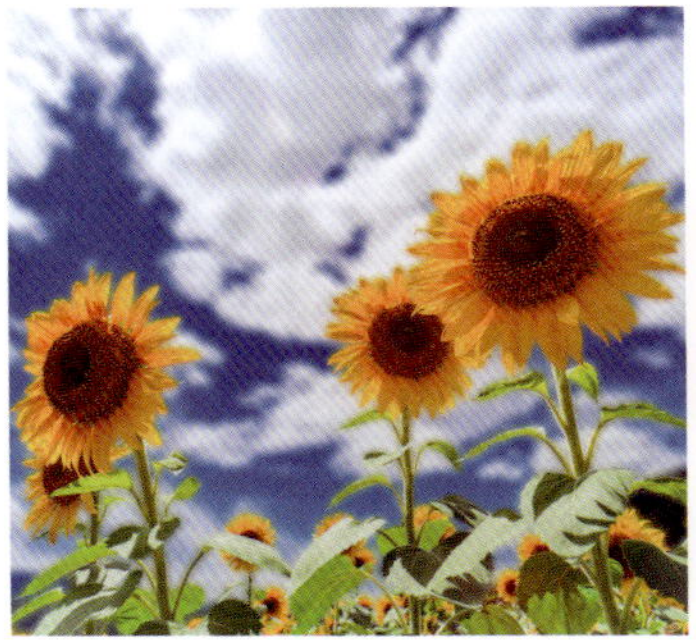

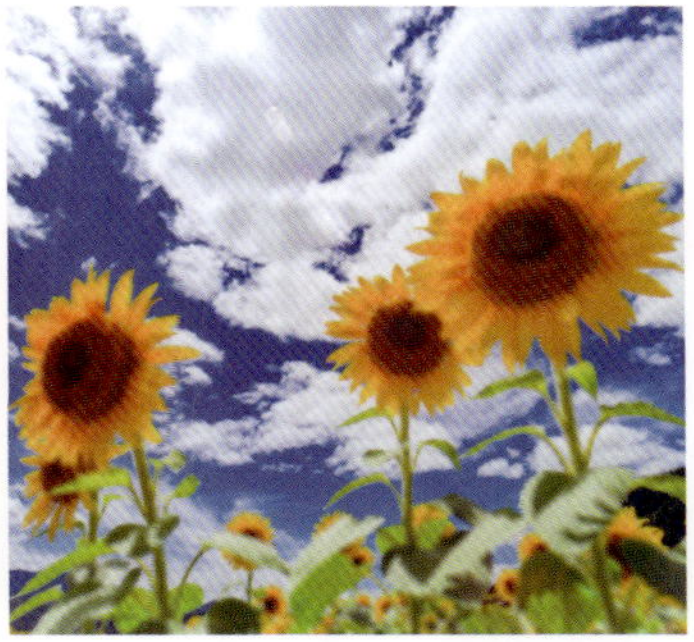

ひまわりにピントが合った写真と、空にピントが合った写真。交互に眺めてみましょう。脳内視力が鍛えられます。

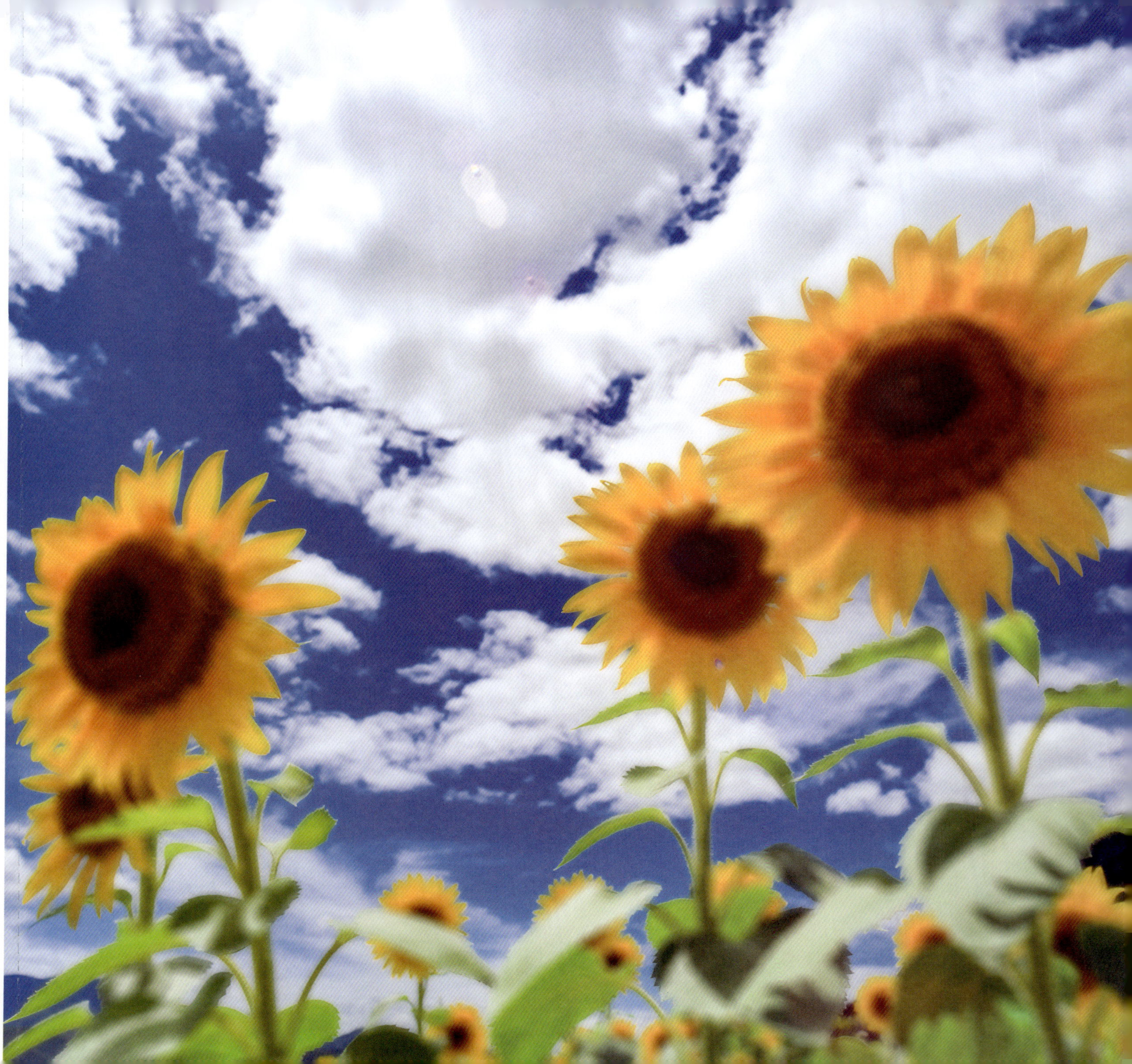

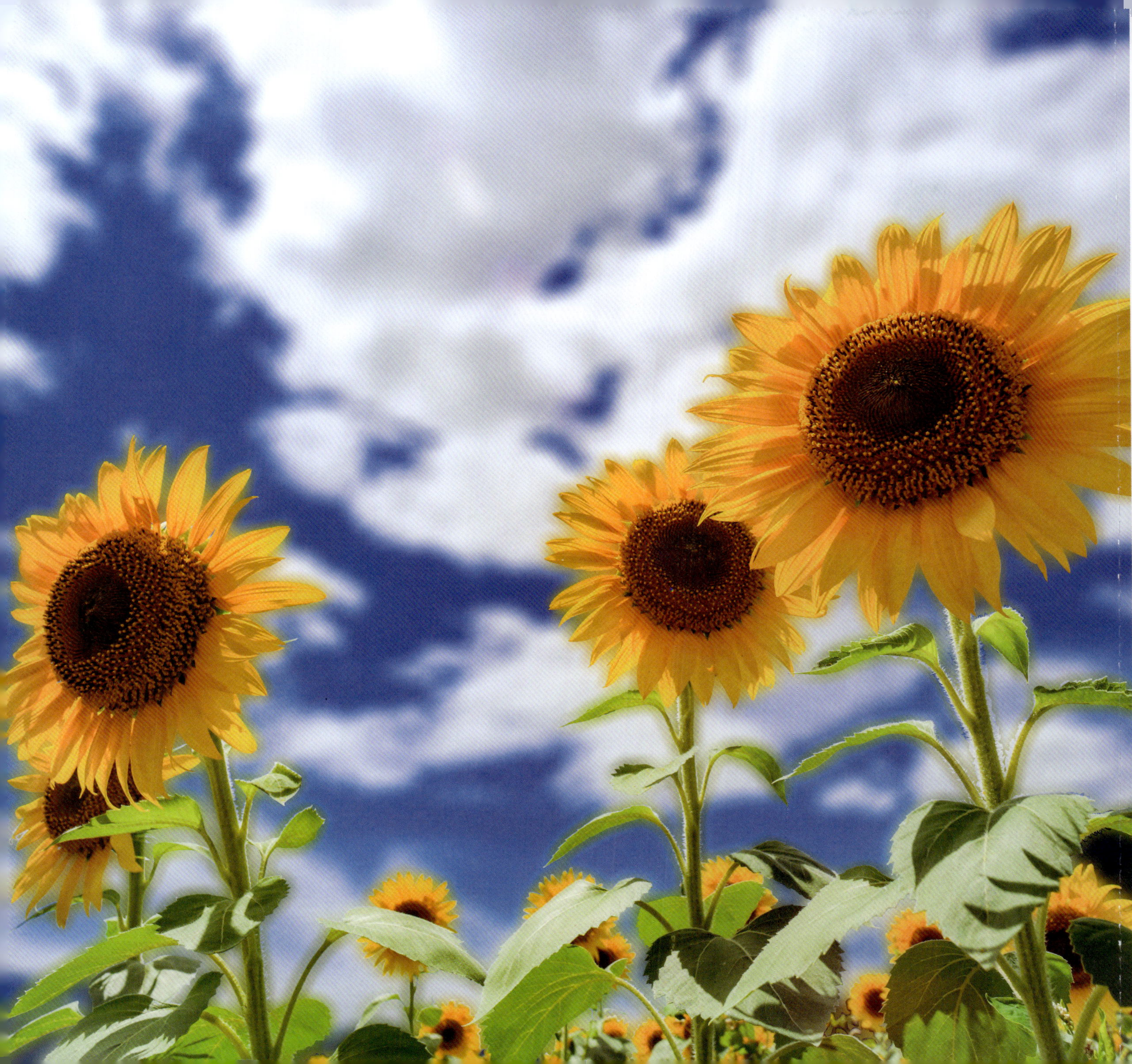

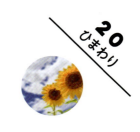

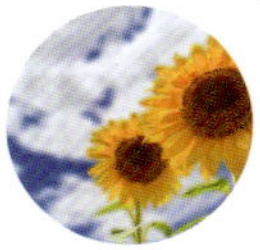

# 前の写真は間をあけ2枚を並べて貼るものです。

横に隙間をあけて並べて貼るだけでなく、上下でも斜めでも貼り方は好きなように。
ただし、2枚の写真が顔を動かさずに見える距離に貼ってください！
本のまま見る方は、腕を伸ばし本を広げて見るとよいでしょう。

写真の詳しい
見方と説明は、
本書94ページに！

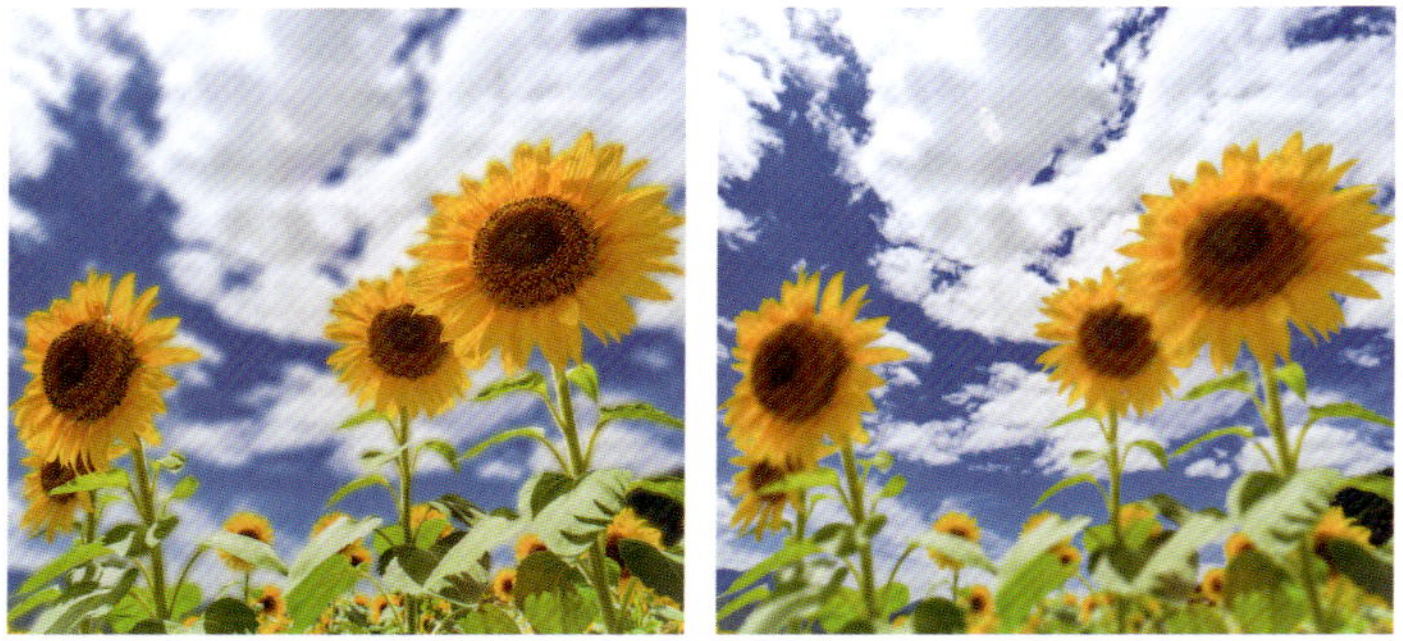

ひまわりにピントが合った写真と、空にピントが合った写真。交互に眺めてみましょう。脳内視力が鍛えられます。

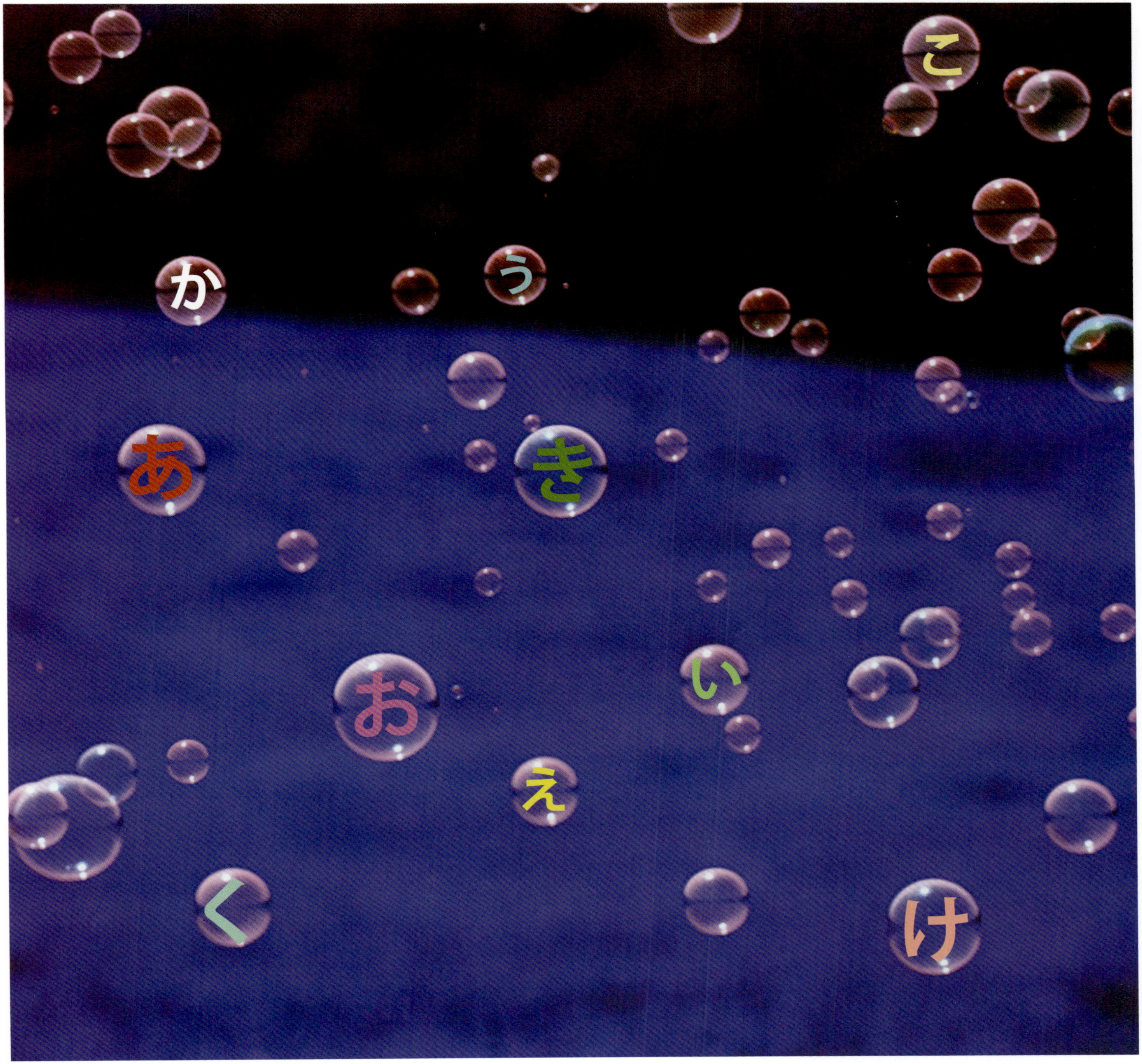
こ
か
う
あ
き
お
い
え
く
け

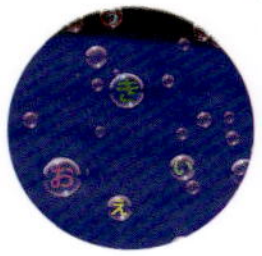

# この写真1枚を好きな場所に貼ってください。

家のリビング、職場のデスクなど、目につきやすいところに貼ってください。本のまま見ても効果はあります。

写真の詳しい
見方と説明は、
本書94ページに！

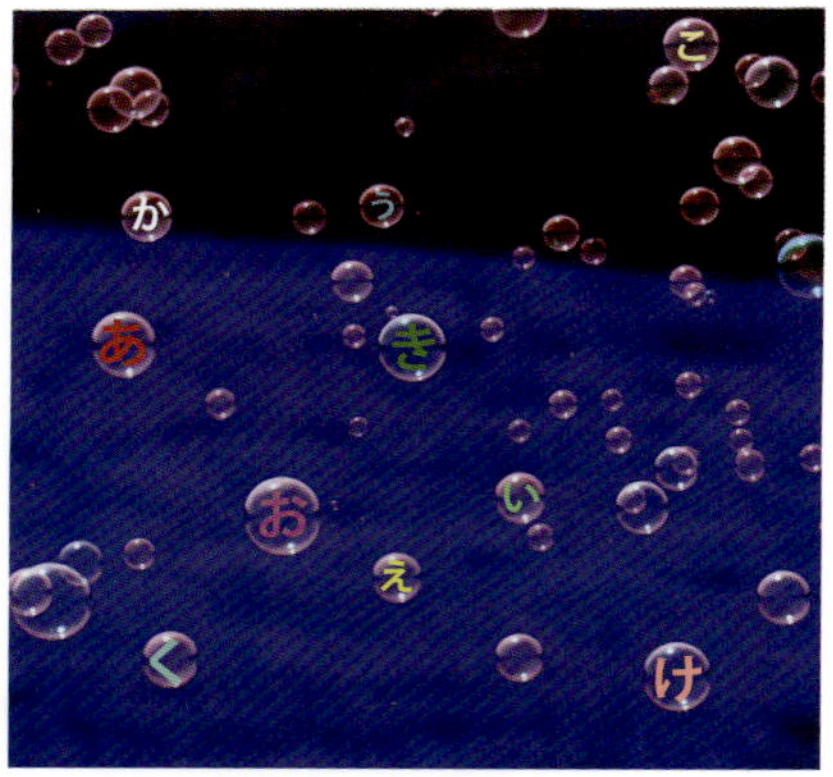

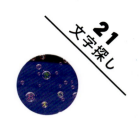


シャボン玉に描かれた「あ」から「こ」を目を閉じたり開いたりしながら順番に目で追いましょう。

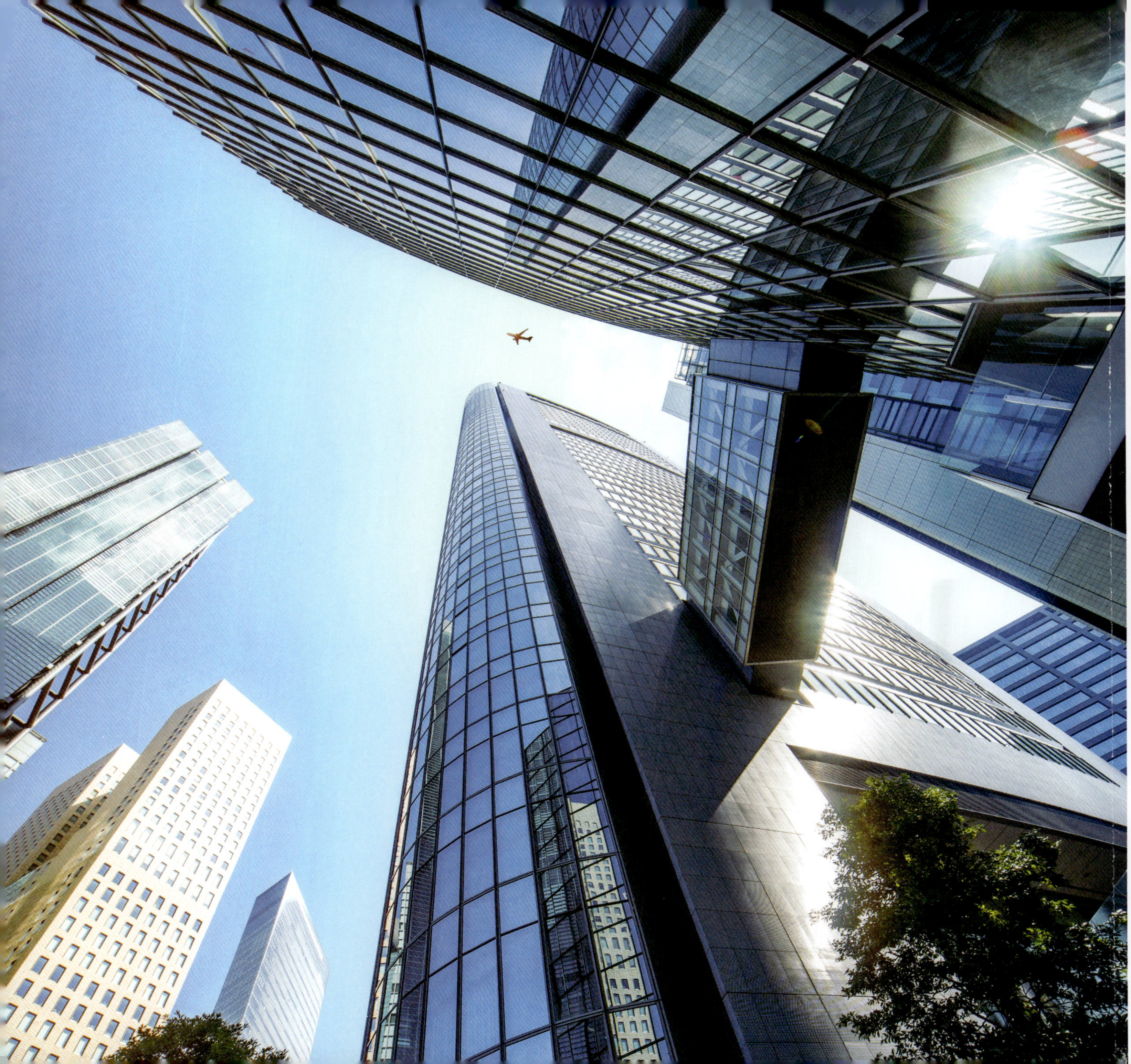

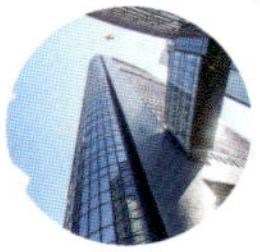

# この写真1枚を好きな場所に貼ってください。

家のリビング、職場のデスクなど、目につきやすいところに貼ってください。本のまま見ても効果はあります。

写真の詳しい見方と説明は、本書94ページに！

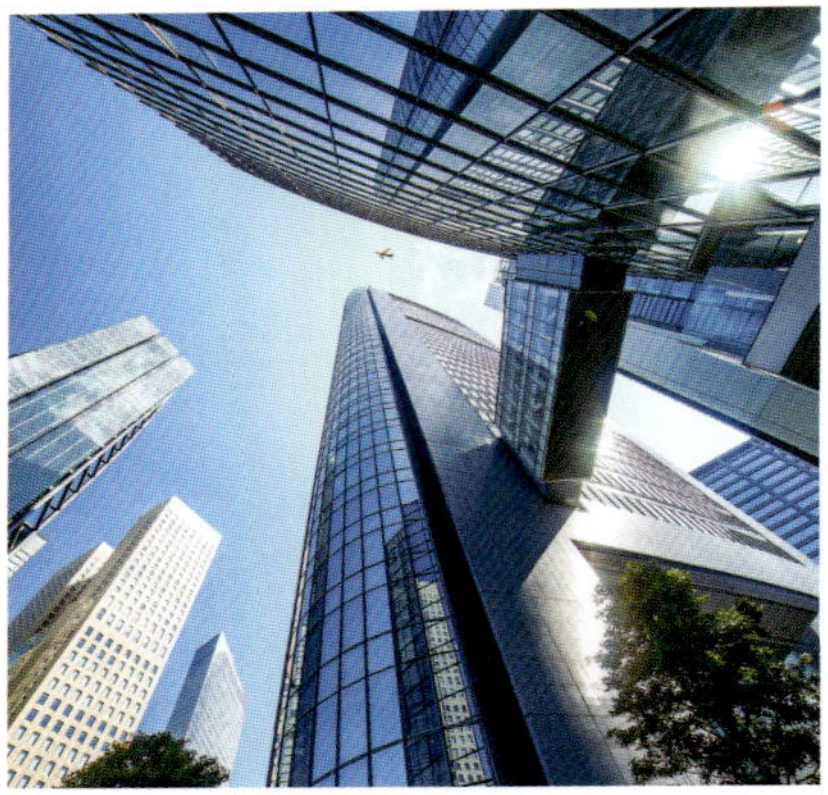

街中で空を見上げるような気持ちで、高層ビルや飛行機を眺めてください。目のコリがほぐれます。

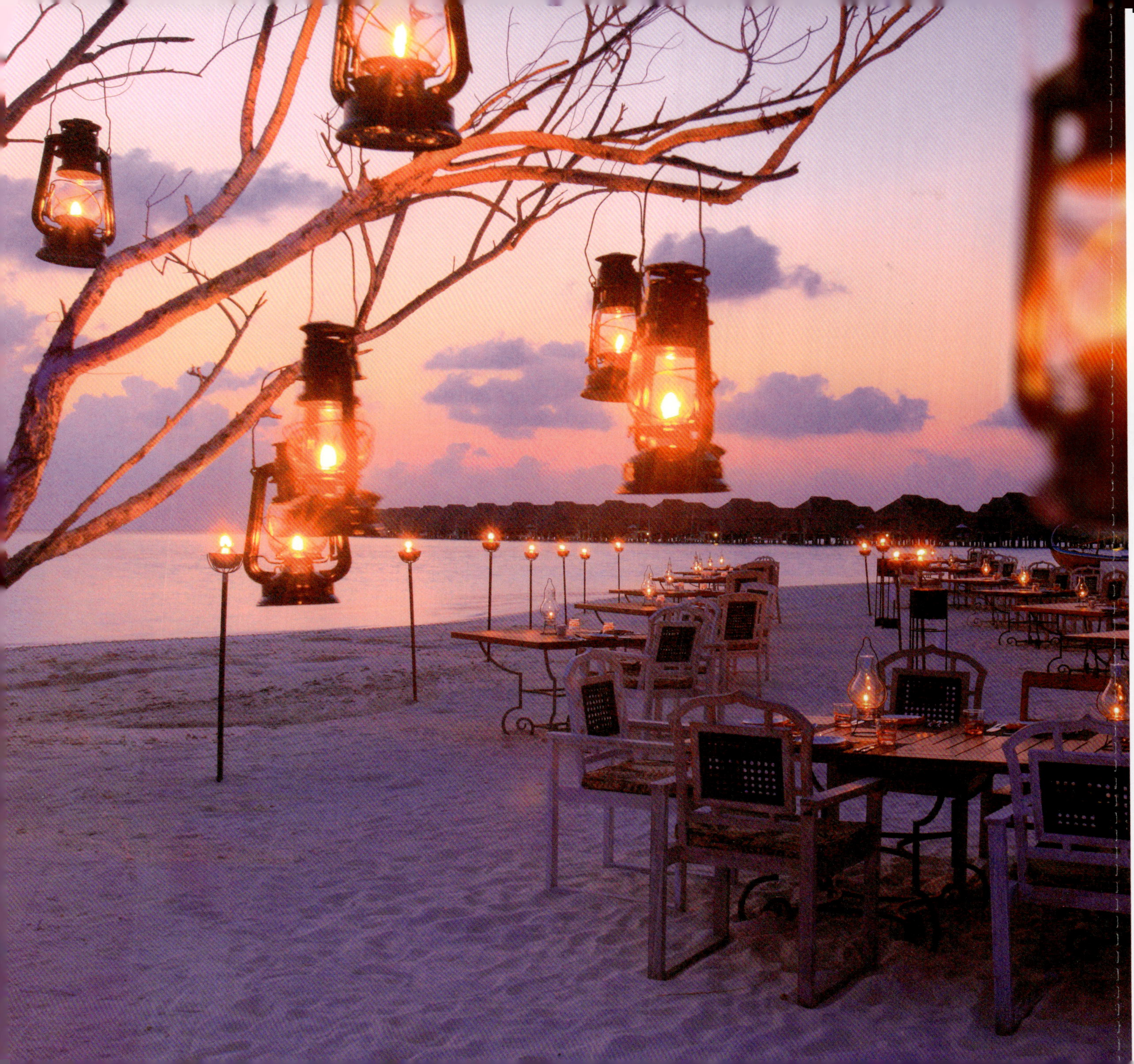

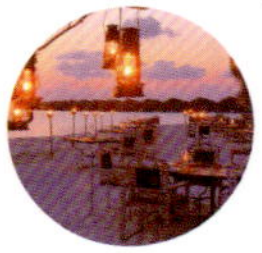

写真の詳しい
見方と説明は、
本書95ページに！

# この写真1枚を好きな場所に貼ってください。

家のリビング、職場のデスクなど、目につきやすいところに貼ってください。本のまま見ても効果はあります。

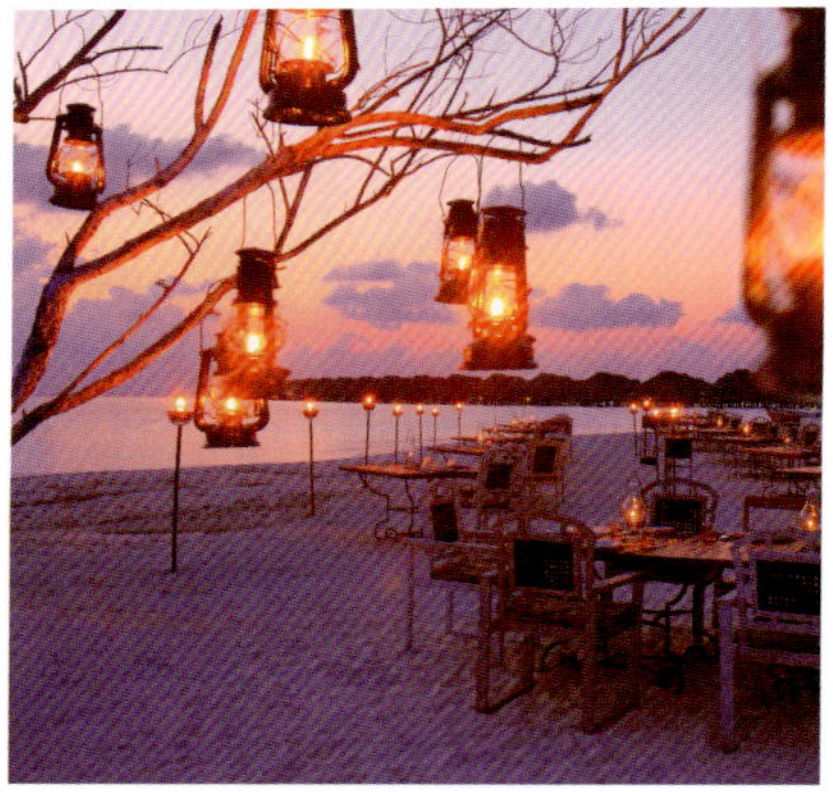

ボーッと全体を眺めれば、疲れた目がリラックスします。

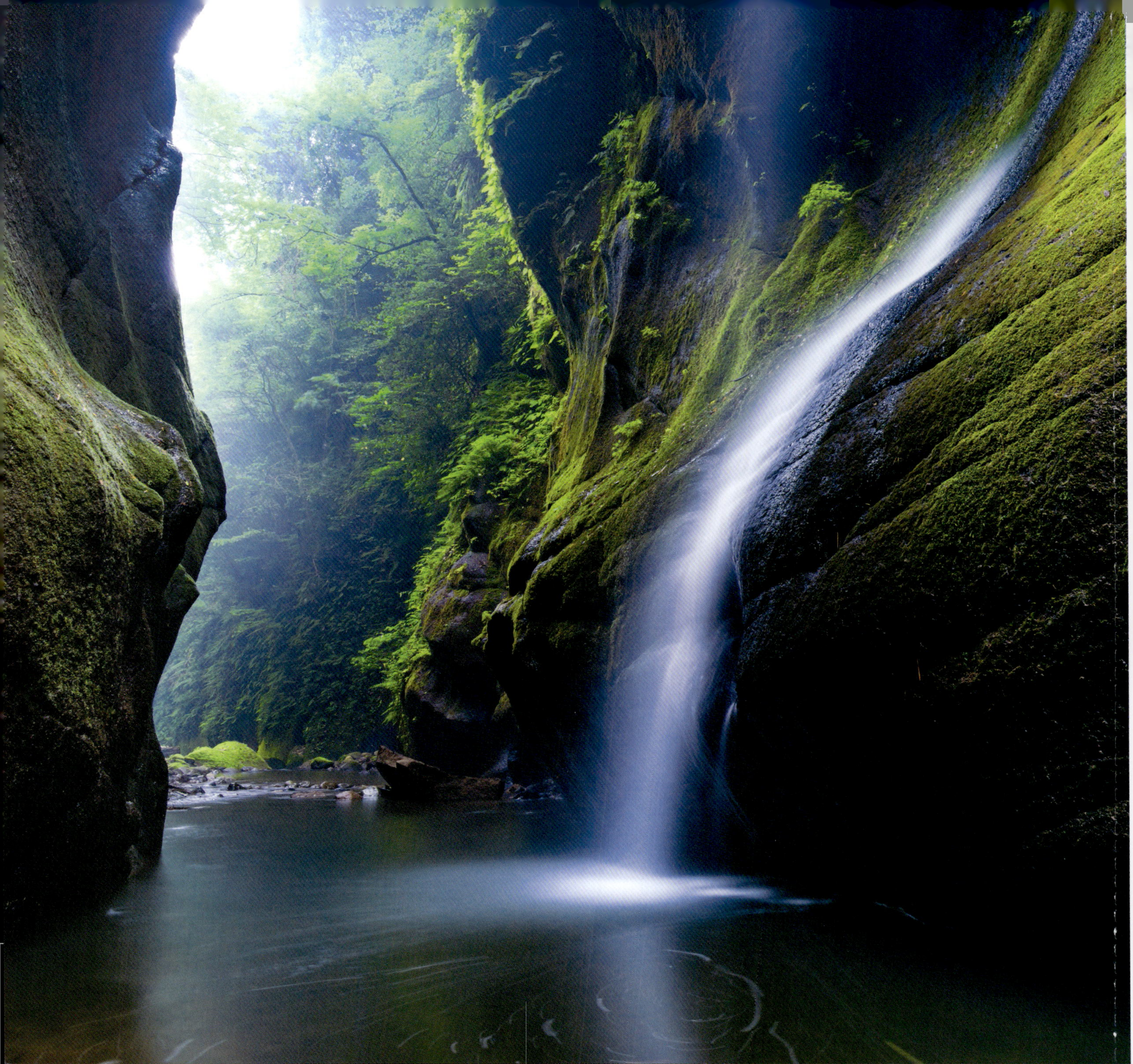

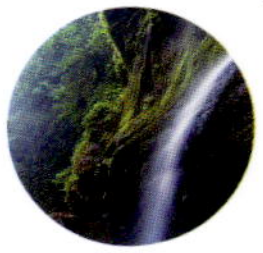

# この写真1枚を好きな場所に貼ってください。

家のリビング、職場のデスクなど、目につきやすいところに貼ってください。本のまま見ても効果はあります。

写真の詳しい見方と説明は、本書95ページに！

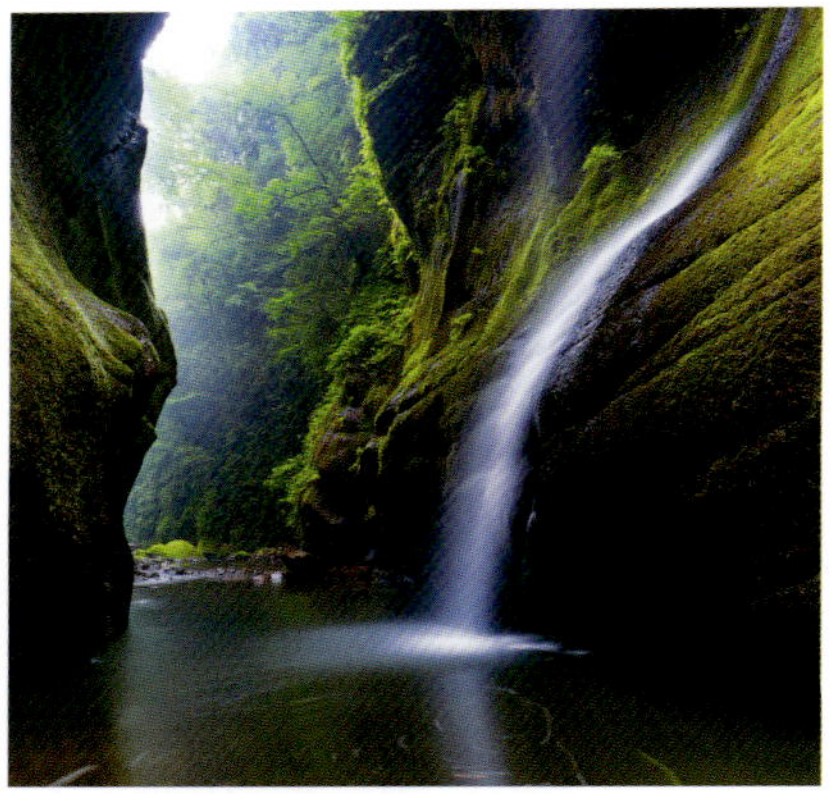

滝の流れを目でなぞったあとボーッと眺めます。自然の景色に触れながら、リラックスした気分で。

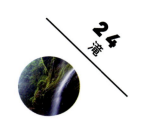

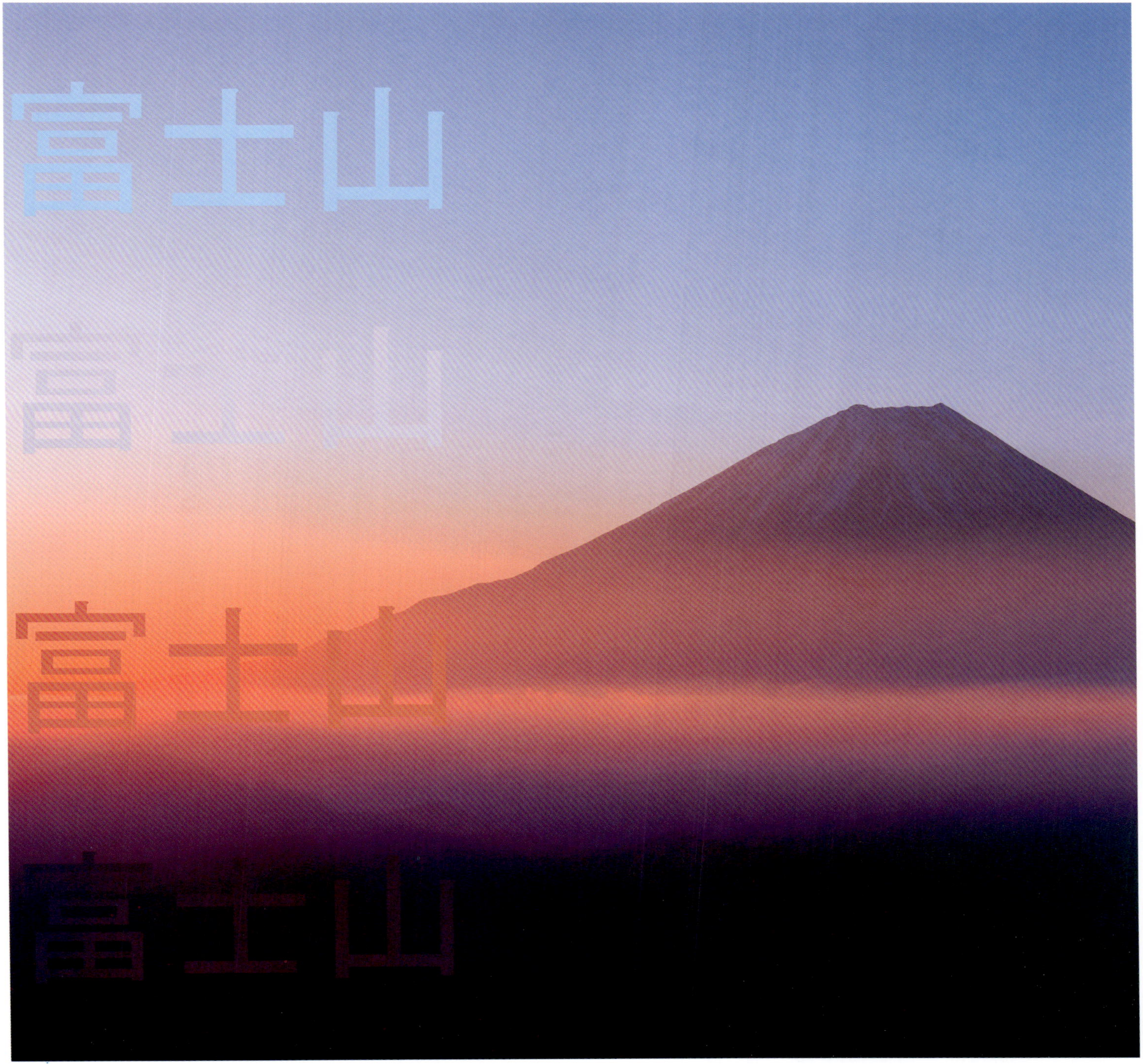
富士山
富士山
富士山
富士山

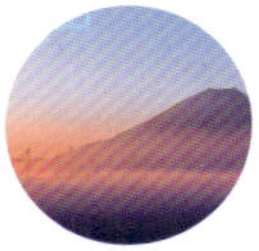

# この写真1枚を好きな場所に貼ってください。

家のリビング、職場のデスクなど、目につきやすいところに貼ってください。本のまま見ても効果はあります。

写真の詳しい見方と説明は、本書95ページに！

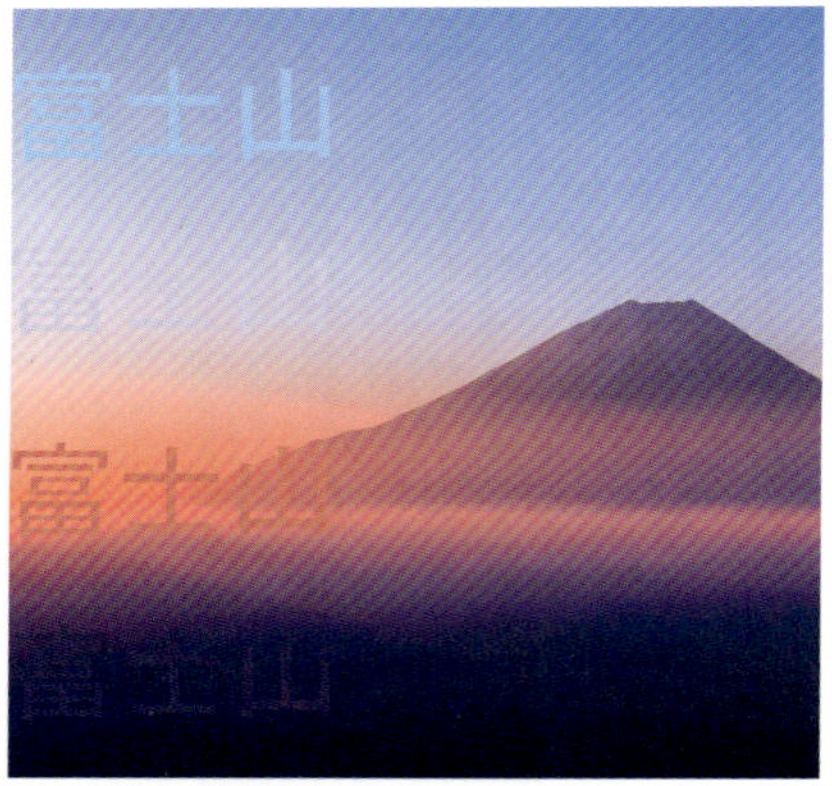


白内障の簡易チェック。4つの「富士山」の文字が見えますか？

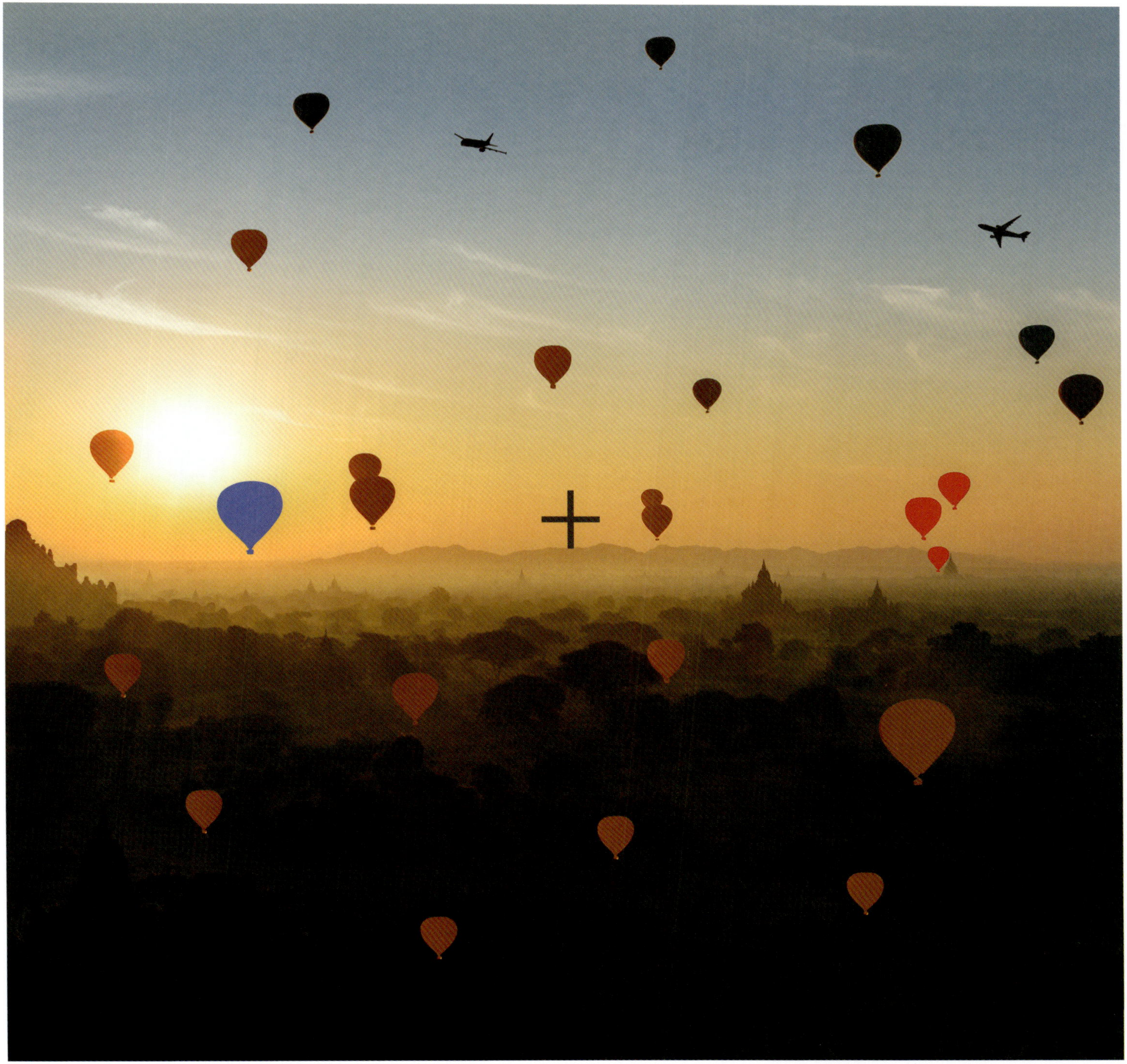

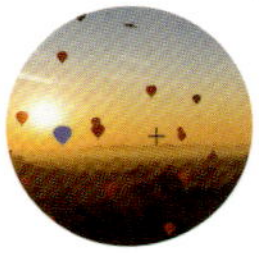

# この写真1枚を好きな場所に貼ってください。

家のリビング、職場のデスクなど、目につきやすいところに貼ってください。本のまま見ても効果はあります。

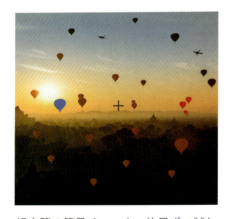

緑内障の簡易チェック。片目ずつ試してみてください。

写真の詳しい見方と説明は、本書96ページに！

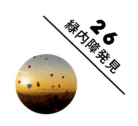

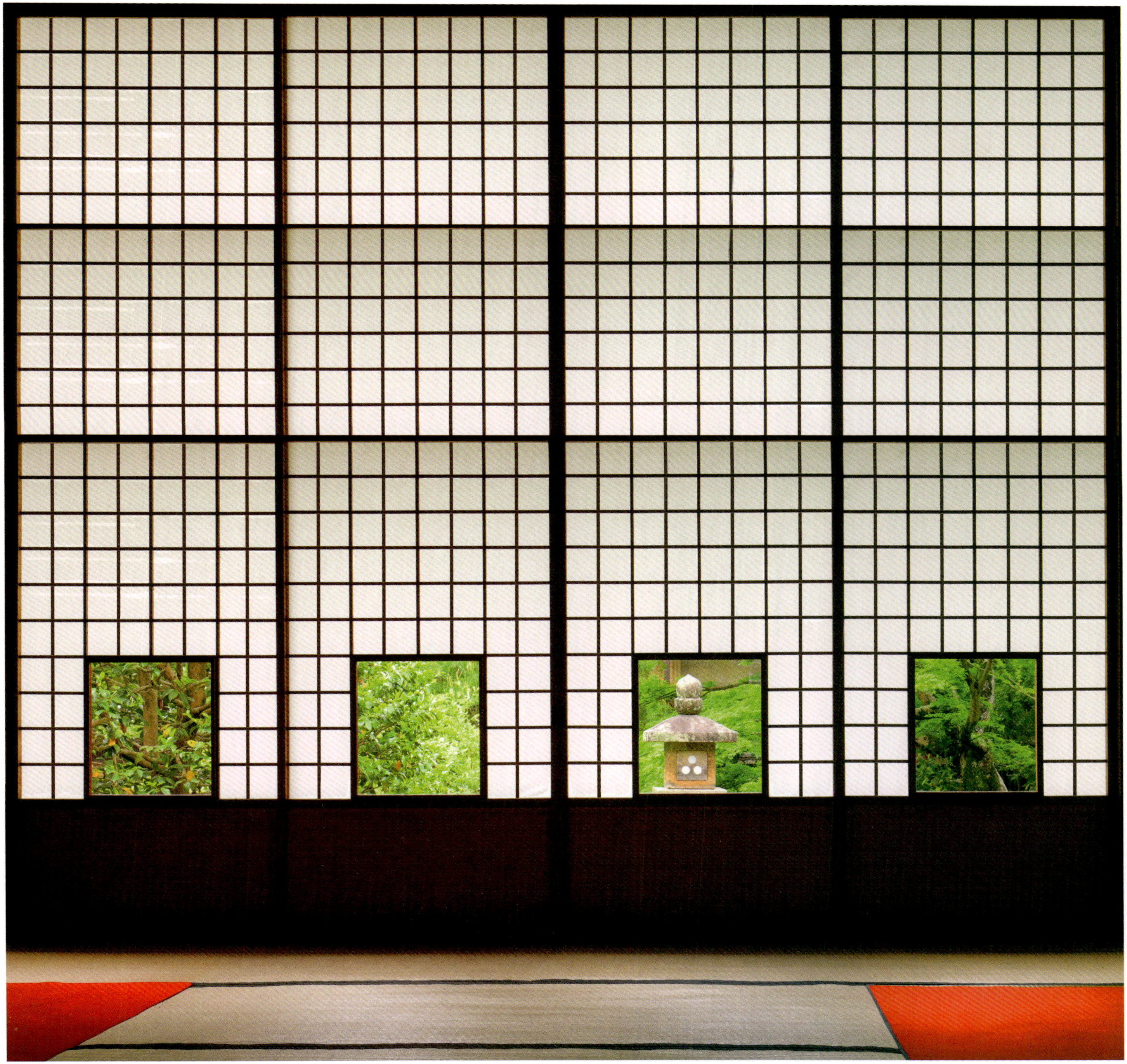

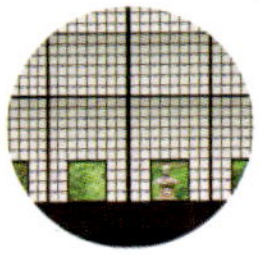

# この写真1枚を好きな場所に貼ってください。

家のリビング、職場のデスクなど、目につきやすいところに貼ってください。
本のまま見ても効果はあります。

写真の詳しい見方と説明は、本書96ページに！

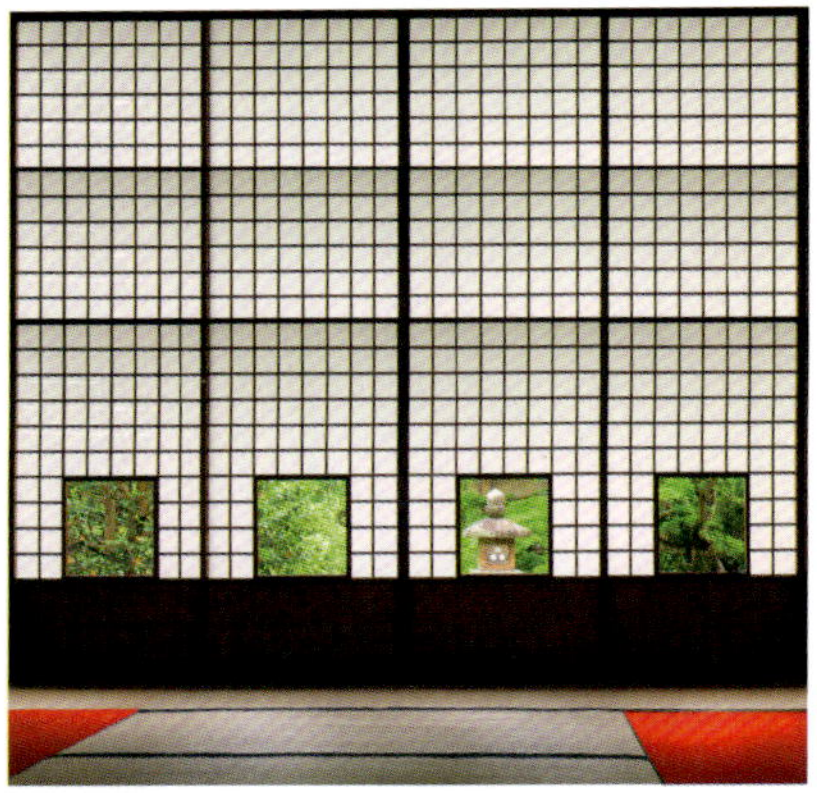

加齢黄斑変性の簡易チェック。格子模様の縦横の線がゆがんでいませんか？

# 目がよくなるすごい写真の見方

P25からの写真の見方と効果などを紹介します。写真の意図をよく理解して始めると、効果も上がります。

**1**

夜景

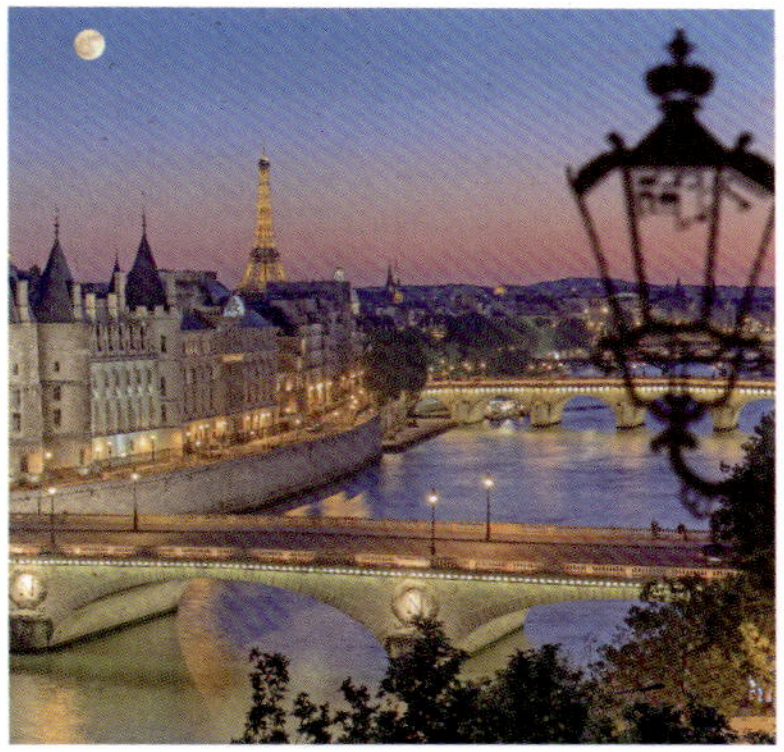

## きれいな夜景を見てリラックス

手前のランプと奥の月を15秒ずつ交互に眺め、そのあと全体をボーッと30秒眺めることで、夜景が脳と目をリラックスさせてくれます。寝る前に眺めるのがおススメです！

**2**

数字探し

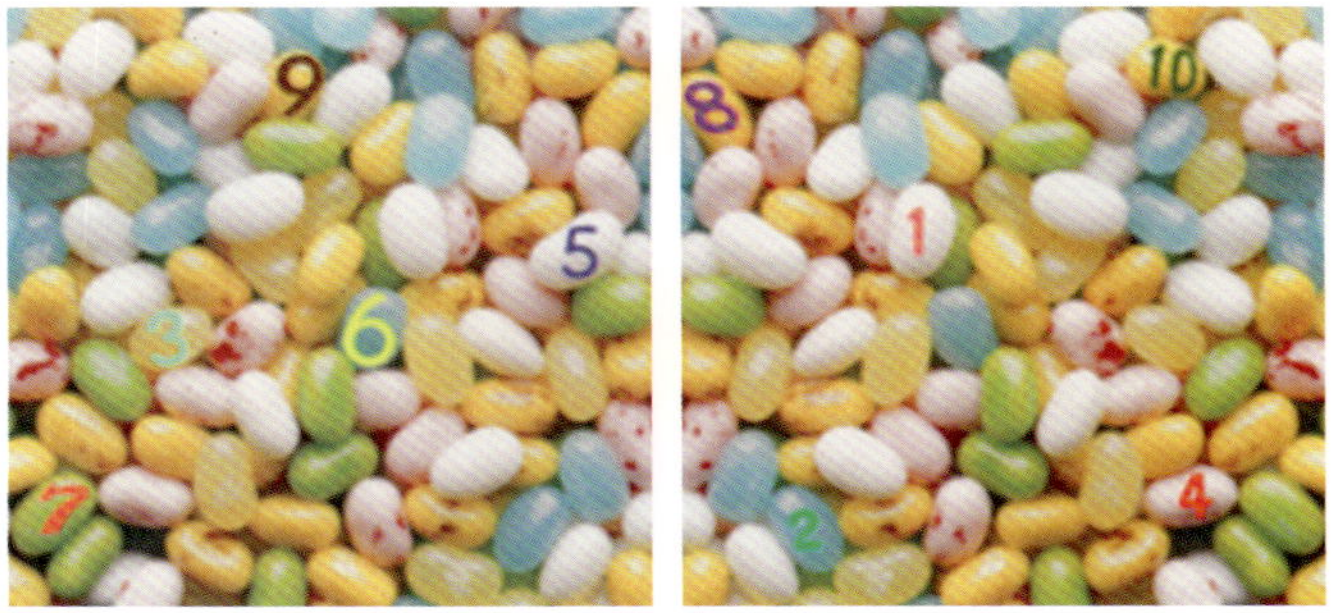

## 1~10の数字を2枚の写真の中から順に探しましょう

2枚の写真の中のどこかに、１から10の数字が隠れています。間をあけて2枚の写真を貼ってください。この画像はわざとぼやけさせています。毛様体筋のストレッチだけでなく、ぼけた画像から情報を引き出すことで、「脳内視力」を使います。答えは106ページに。

### 2枚の写真を使うときは

並べて貼る

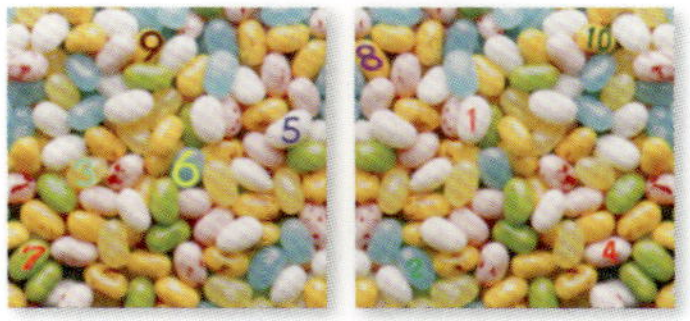

2枚の写真を、間をあけて貼ってください。横に並べても、上下でも斜めでも構いません。間をあけることで目を大きく動かすことになり、目の筋肉のストレッチ効果が上がります。ただし、顔を動かさずに、2枚がしっかりと、視界に入るようにしてください。

**本の場合はそのまま広げて、腕を伸ばして見る！**

## 3 紅葉

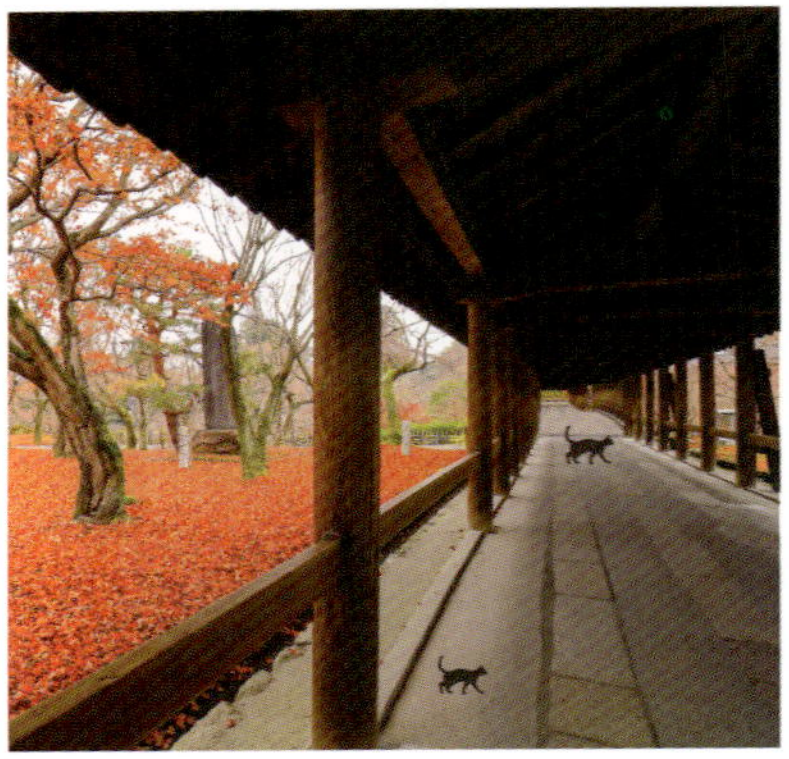

### 回廊にいる猫はどっちが大きい？

ボーッと1分程度眺めてください。紅葉の景色は一瞬見ただけで秋を連想させます。これも脳の働きです。経験的に獲得した情報は、視覚にも影響してきます。実は同じ大きさの奥の猫、手前の猫を見比べ、遠近法を利用したものの大きさの不思議を感じてください。

## 4 湖の景色

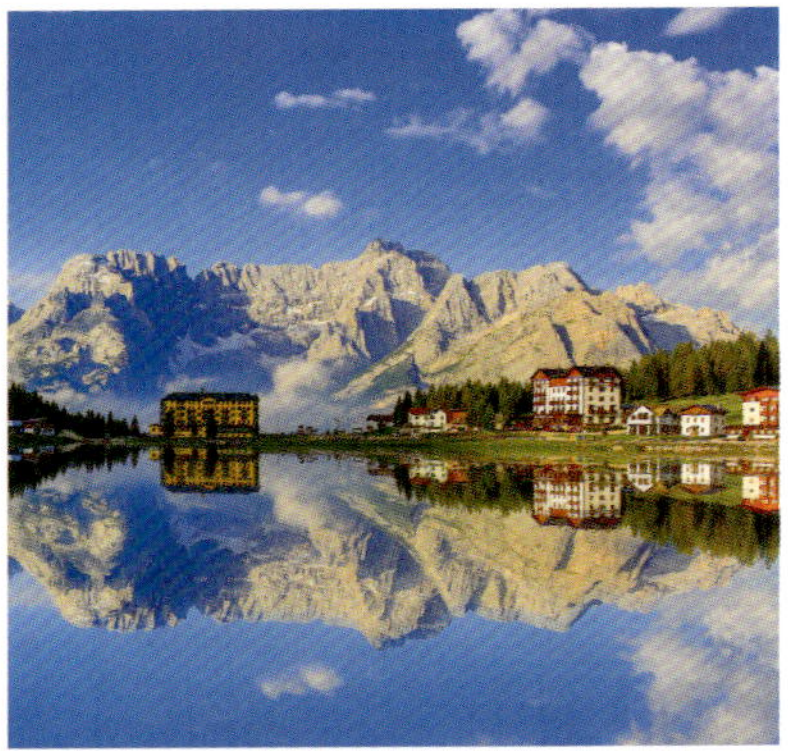

### 水辺に映る絵画的な世界を1分間眺め脳内視力を鍛える

水辺に映った景色は、色鮮やかに加工しています。まるで絵画のように幻想的です。このような写真を見ると毛様体筋のこわばりも取れていきます。また、山や家などの色と、水面に映りこんでいる景色の色との色彩感覚の違いで、脳内視力も鍛えられます。

## 5 迷路

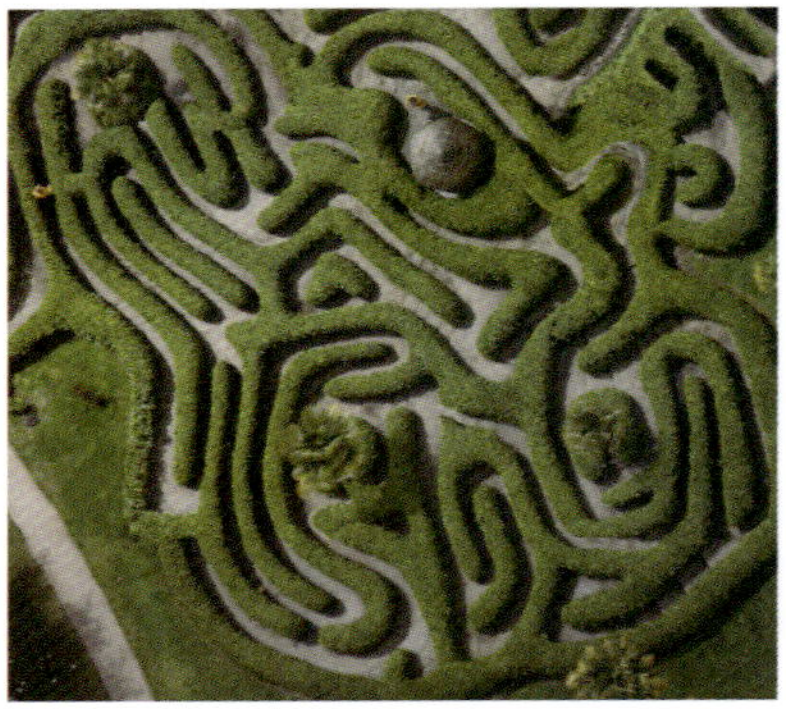

### 巨大迷路を目で歩く

巨大迷路の中に、黄色い服を着た人が2人いますので、2人の間を行き来してください。巨大迷路の立体感によりピント調節機能が鍛えられ、考えながら道を探すことで脳も鍛えられます。答えは106ページにあります。

## 6 色の不思議

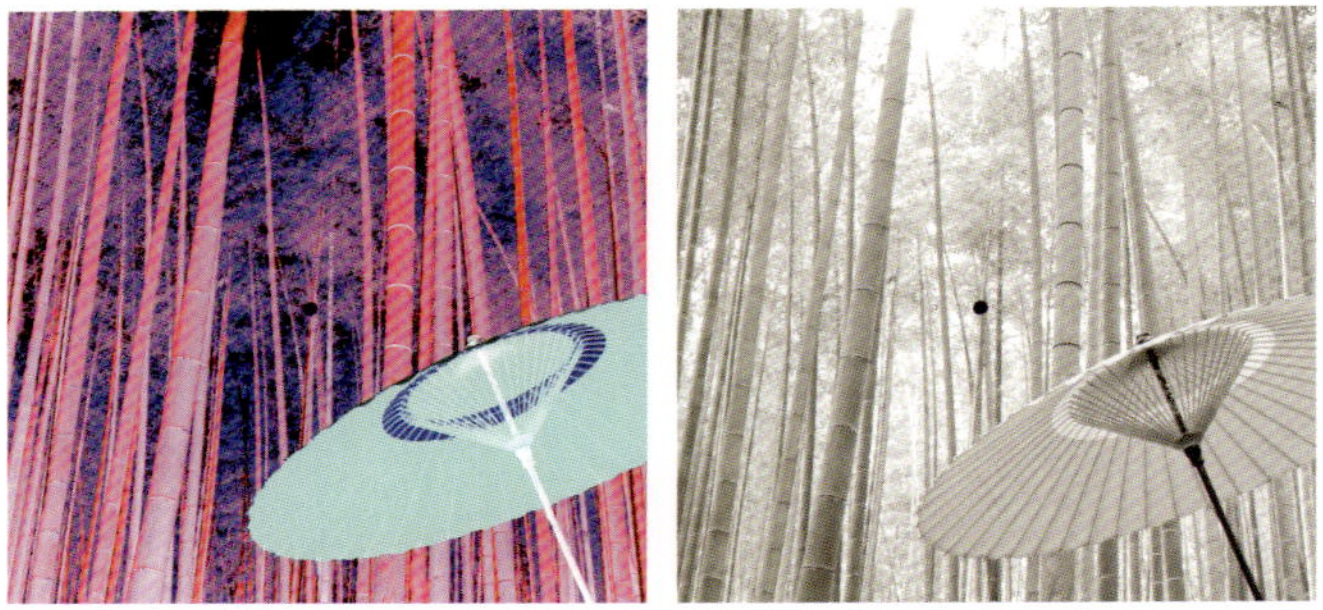

### 白黒の写真に一瞬だけ色がつきます

色彩感覚を鍛えます。左のネガのような写真の中心の黒い丸を30秒見つめてください。そのあと、すぐに右側の白黒写真の中心の黒い丸を見つめてください。ほんの一瞬だけですが写真の一部、もしくは全体的に色がつくはずです。これは反対色の原理を利用しています。どんな色がつくのかは106ページで確認してください。

## 7 桜の風景

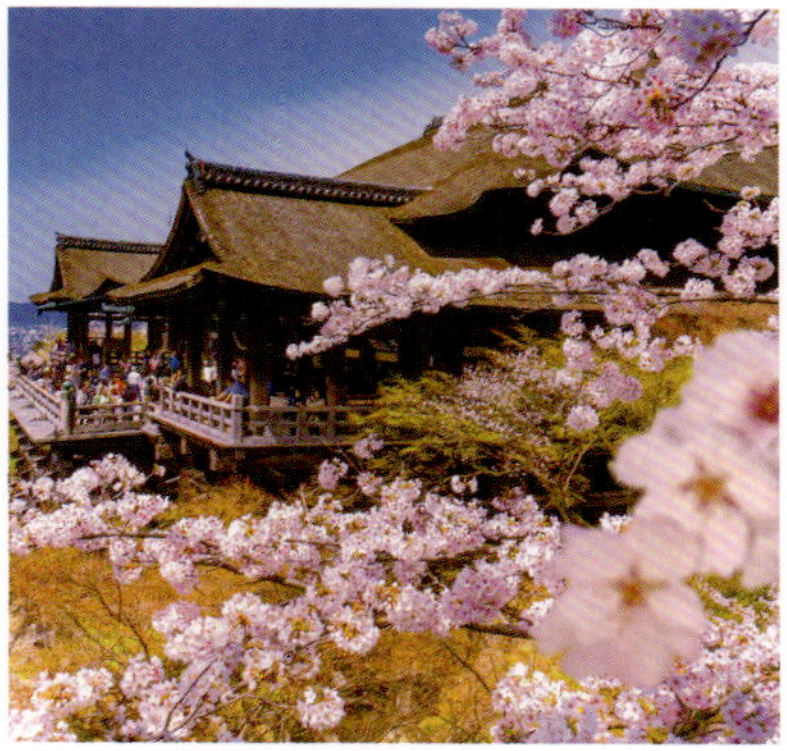

### 手前の桜と奥の景色を交互に見ましょう

手前と奥を交互に30秒ずつ見つめ、遠近感のある景色を感じましょう。手前に咲く桜の花、その奥に清水寺、そしてさらに奥には京都の街や山、空。この写真には、遠近を感じるポイントがいくつもあります。脳をリラックスさせながら、写真の遠近を感じてください。

## 8 浮遊感のある風景

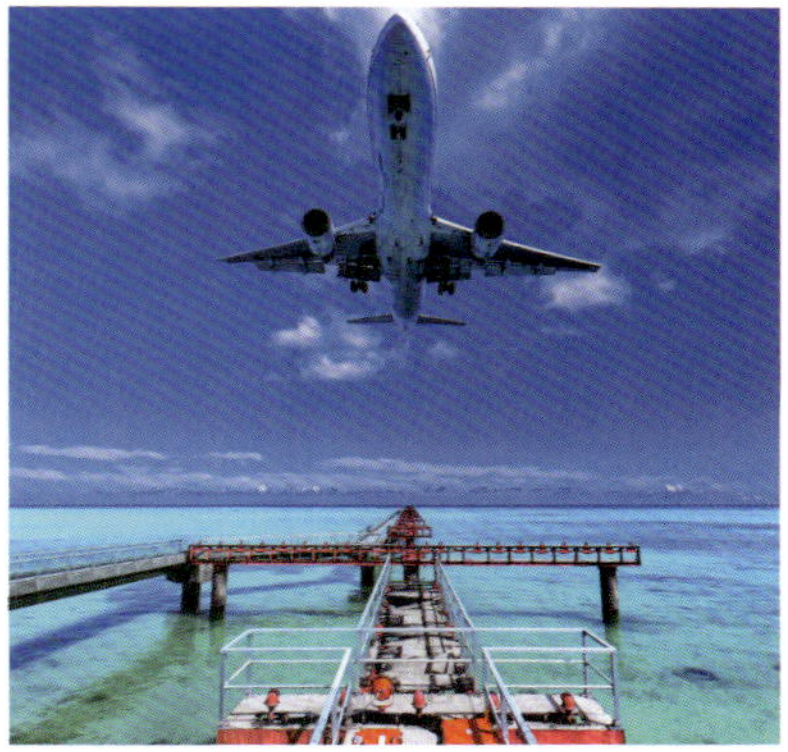

### 浮遊感のある写真を眺めましょう

1分間ボーッと眺めましょう。空や海のさまざまな青のグラデーションを感じながら、旅行に行く自分を想像してみてください。浮遊感、ワクワク感がある壮大な景色や俯瞰《ふかん》するような景色は交感神経を刺激し、より遠くを見る感覚が増します。

## 9 間違い探し

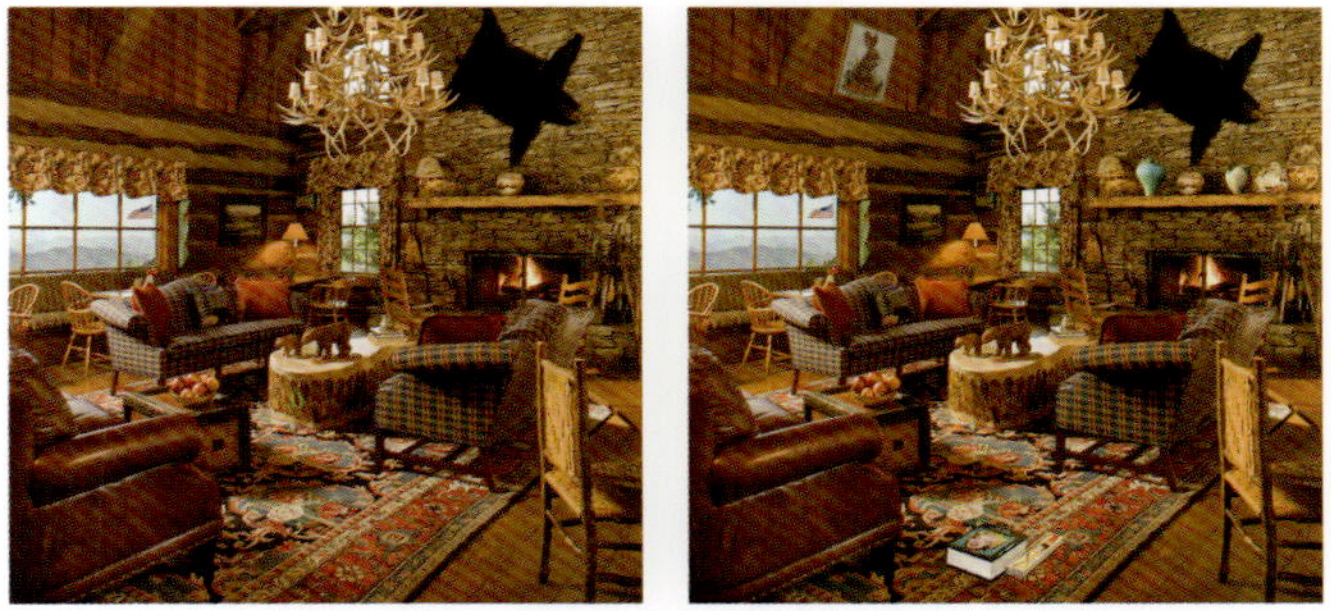

### 2つの写真には6つの間違いがあります。探しましょう

家の中のものを比べてその違いを見つける作業には、短期記憶力はもとより、そのものの位置を認識する空間認識力、比較するための形状認識力などが必要です。脳のいろいろな部分を刺激することで、脳を活性化させます。答えは106ページにあります。

## 10 青空と電車

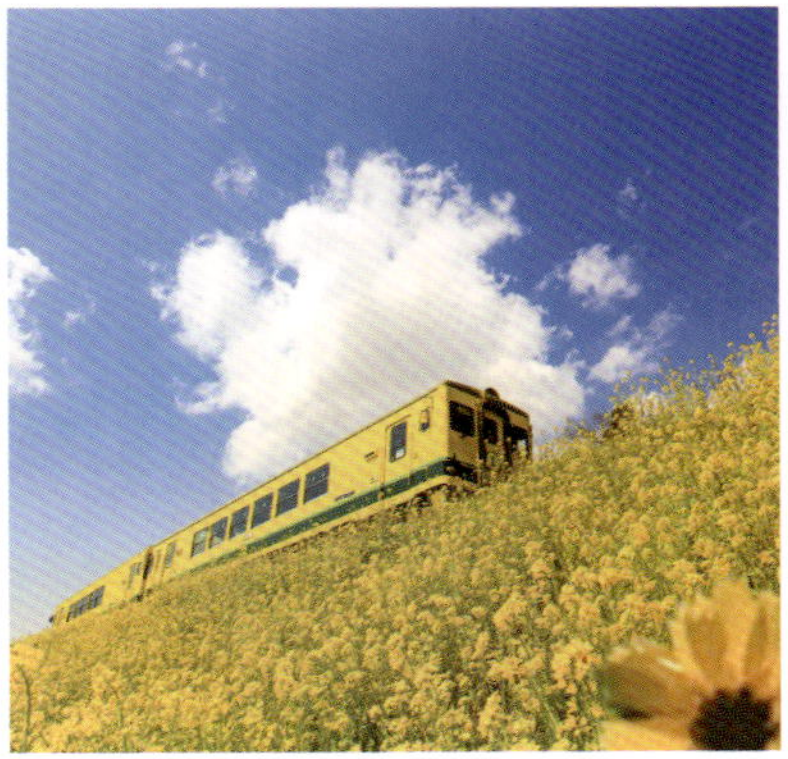

### 外に出ているような気分を味わおう

外に出て日の光を浴びたくなるような写真です。全体をボーッと1分程度眺めてください。日の光には、最近の研究でわかってきた近視を抑制する波長の光であるバイオレットライトも含まれます。太陽のもと、1日2時間ほど遊ぶことは子どもにとって大切です。

## 11 紅葉と富士

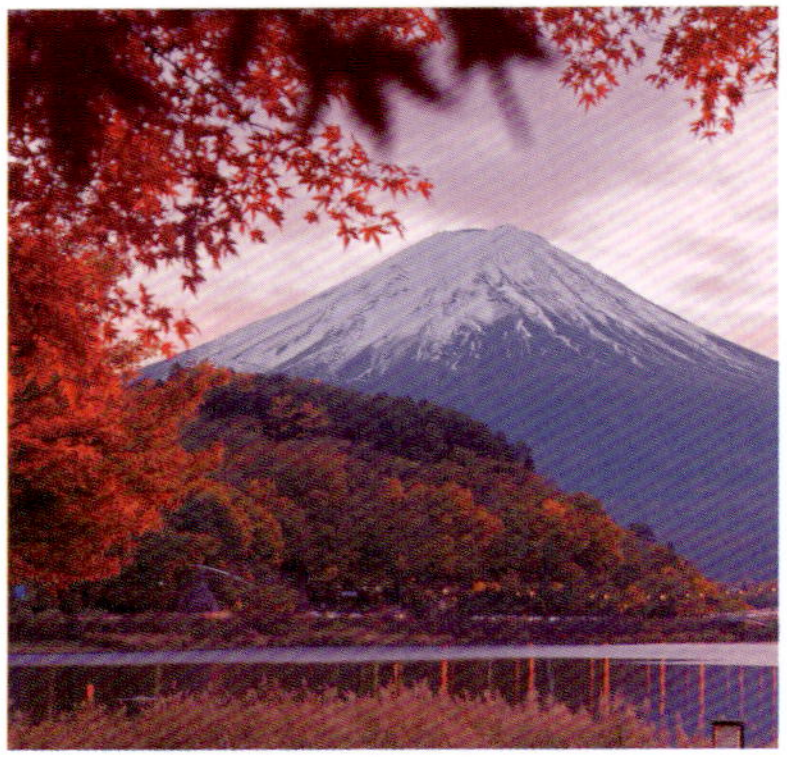

### 夕焼けにそまる紅葉と富士山

夕焼けの光は睡眠を誘います。寝室に貼り、寝る前に眺めてください。手前の紅葉をピンボケにすることでより遠近感が出る構図となっています。対岸の紅葉している景色と手前の紅葉を15秒ずつ交互に見たあと、全体を30秒眺めます。毛様体筋がリラックスし、気持ちも落ち着きます。奥行きを感じることが大切です。

## 12 ホテルに映る影

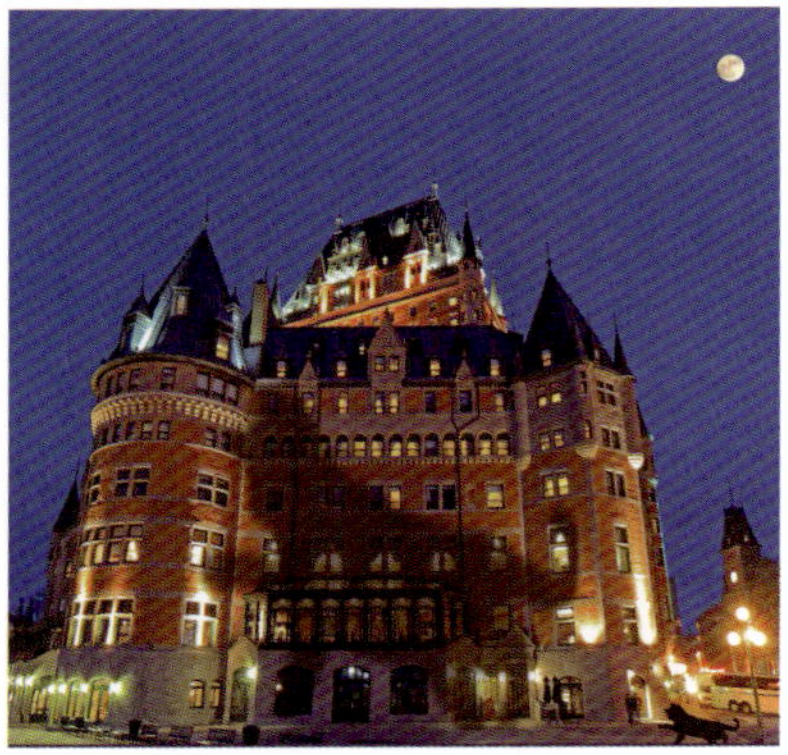

### 錯覚を楽しみながら脳内視力を鍛える

ホテルに映っている影は何に見えますか。右下の猫なのですが、ライオンのようにも見えませんか？　影の大きさでそのものの印象が変わります。自然界には自分を大きく見せようと視覚に訴えてくる動物は多く存在します。錯覚を楽しみながら1分間眺めて脳を刺激しましょう。

## 13 リンゴ

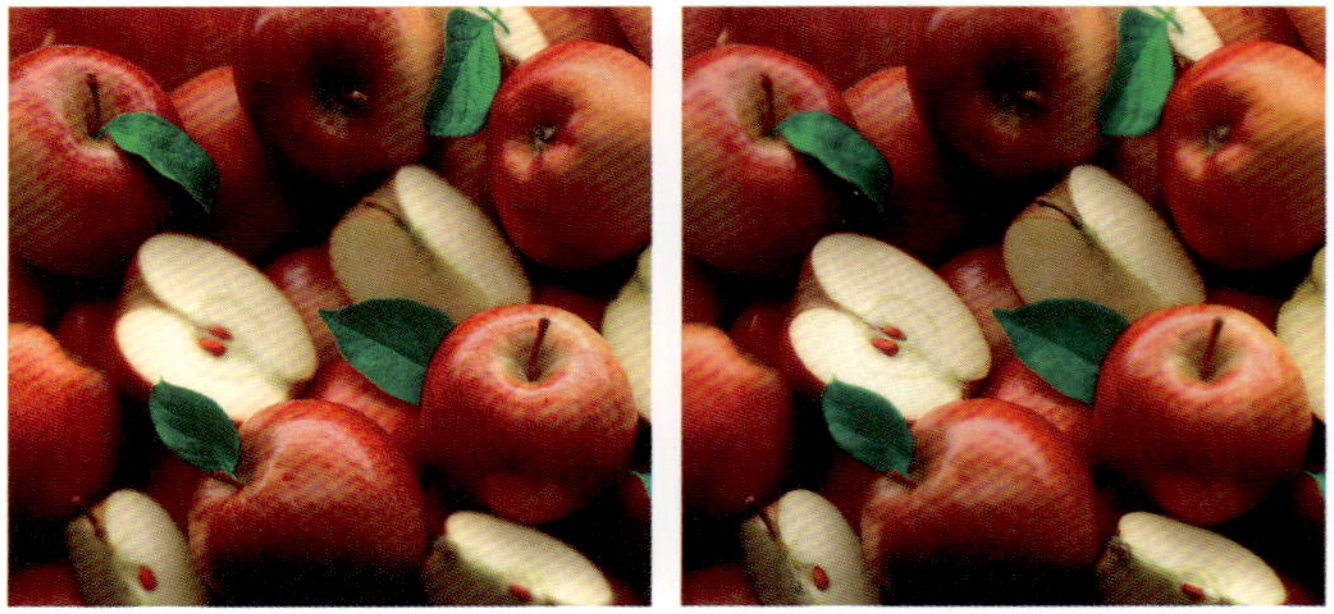

### 見比べて脳の視覚を補正する能力を鍛えましょう

カットされたリンゴにピントを合わせた写真と、カットされていないリンゴにピントを合わせた写真。右を30秒見たあと、左を30秒見ると、脳の視覚補正能力が鍛えられます。

## 14 脳の錯覚

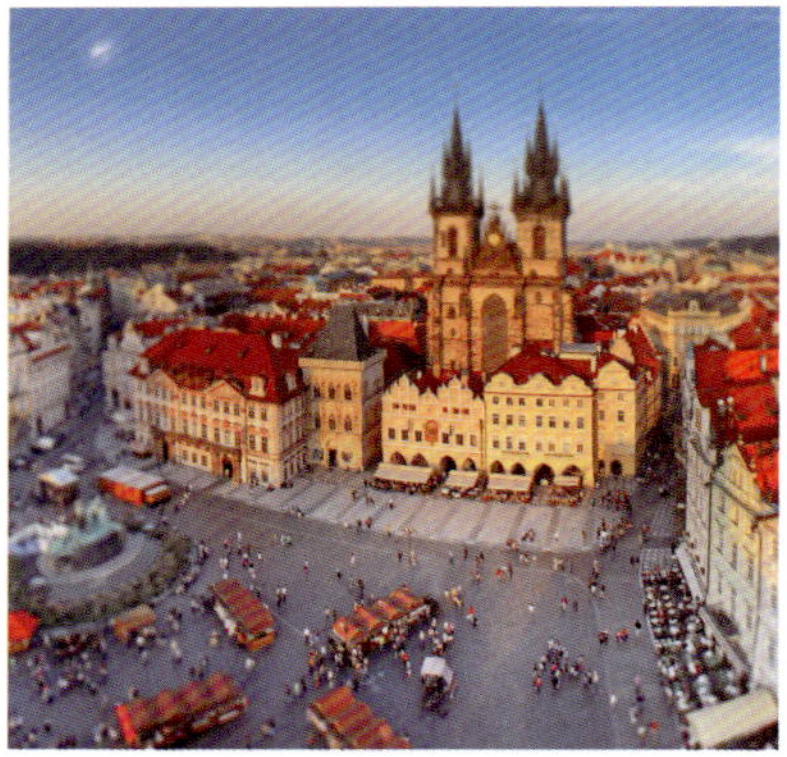

### 脳の勘違いでジオラマのように見える

人の視野は中心に近いほど感度が高く、周辺は感度が低くぼけて見えます。近くを見るときに中心と周辺のボケの差が大きくなります。それを写真の加工で再現すると、まるで街がジオラマのような世界に。約1分間、街を散策するように眺めながら、脳が勘違いすることにより起こる目の不思議を体感してください。

## 15 ペンギンのヒナ

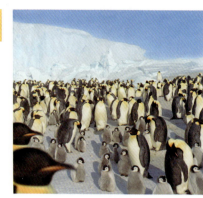

### ペンギンのヒナの頭の数を数えましょう

かわいらしいコウテイペンギンの群れ。灰色の体などをしたヒナの頭がいくつあるか、数えてみましょう。数が正しいかどうかは関係なし。探すことが大切です。たくさんの情報の中から的確に対象物を抜き出す力も脳内視力が重要です。答えは、106ページにあります。

## 16 子猫は何匹?

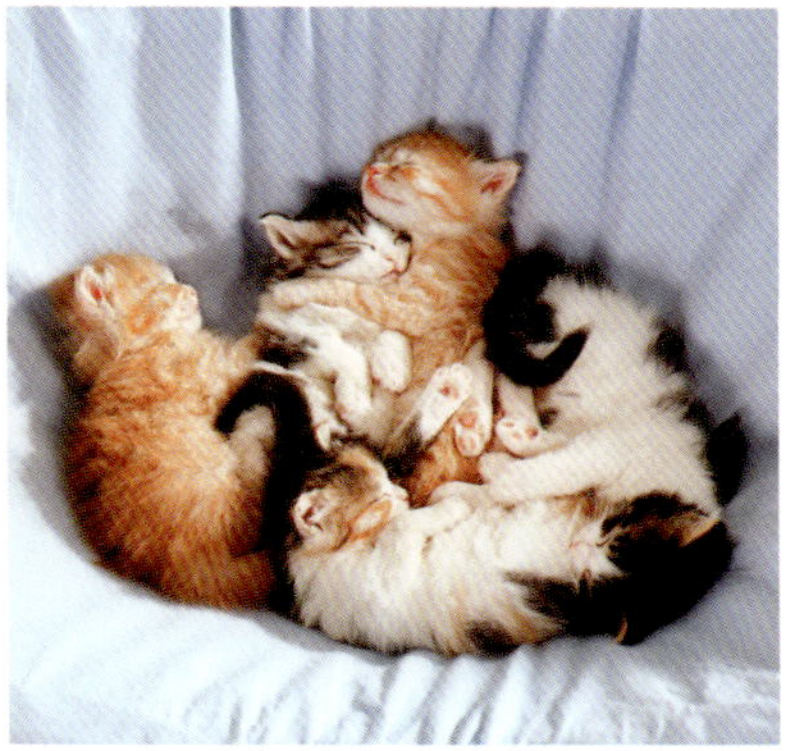

### 猫は何匹いるでしょう?

子猫は何匹いるでしょうか？　かわいい写真で癒されながら数えましょう。ややこしい情報から正しい情報を抽出する力も見る力を養う上ではとても大切です。答えは、106ページにあります。

## 17 サーフィン

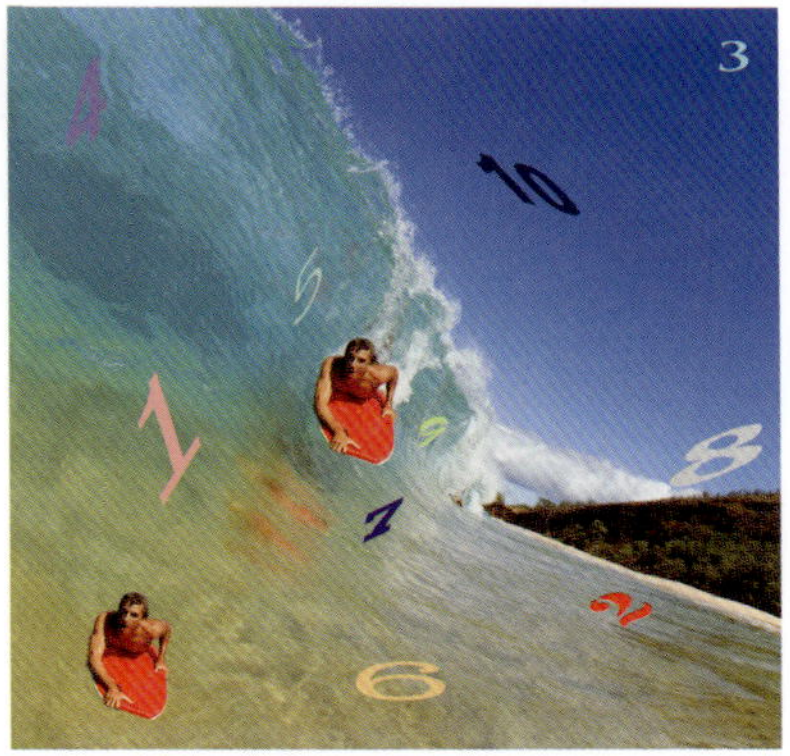

### 目を閉じたり開いたりしながら、数字探し

数字を目で追うことで眼筋ストレッチ。数字を見つけるたびに、1秒程度、ぎゅっと目をつぶりましょう。そうすることでドライアイ改善効果が。また、探すことで認識力を高めます。サーファーは同じ大きさなのに、遠近法により違って見えます。それは「脳で見ている」という証拠です。答えは、106ページにあります。

## 18 おもちゃを探す

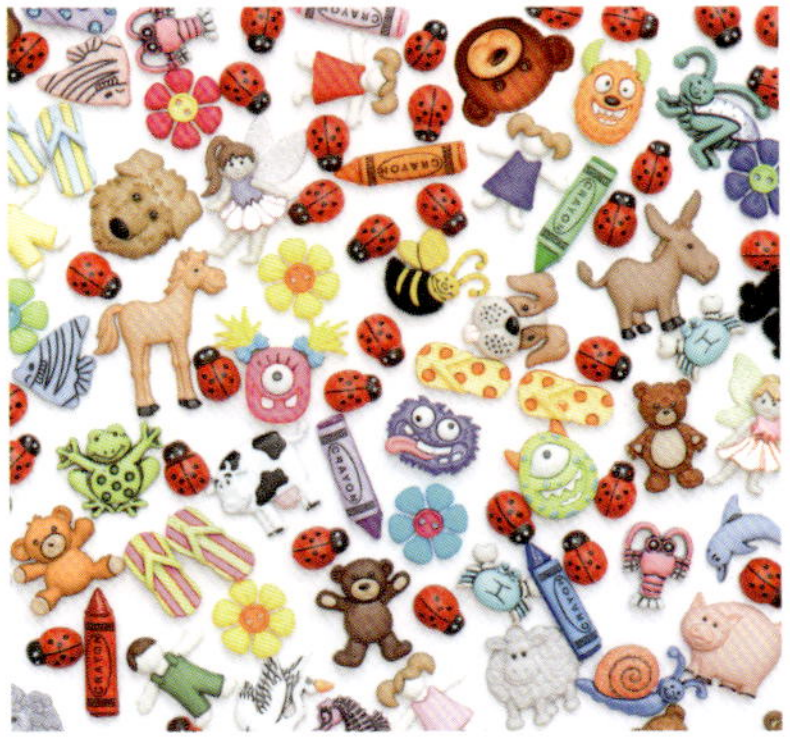

### おもちゃの中から探しましょう!

クマは何匹？　子どもと妖精は、合わせて何人？　目だけを動かして探してみましょう。紛らわしい情報から対象物を抽出する作業は認識力を要します。106ページに答えがあります。

## 19 グラスに映る風景

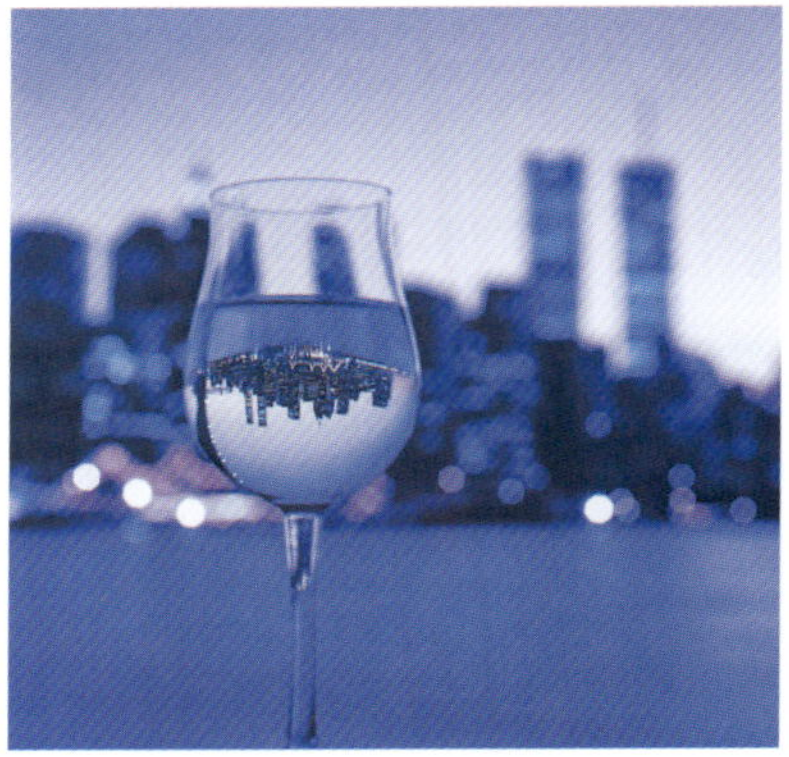

### グラスの中に映る景色と背景を交互に

グラスの中に映るビル群の逆さの景色と、川の向こうのぼんやりした景色を、30秒ずつ交互に見てください。2つの景色を行き来することで、脳の補完機能が働き、脳内視力が鍛えられます。

## 20 ひまわり

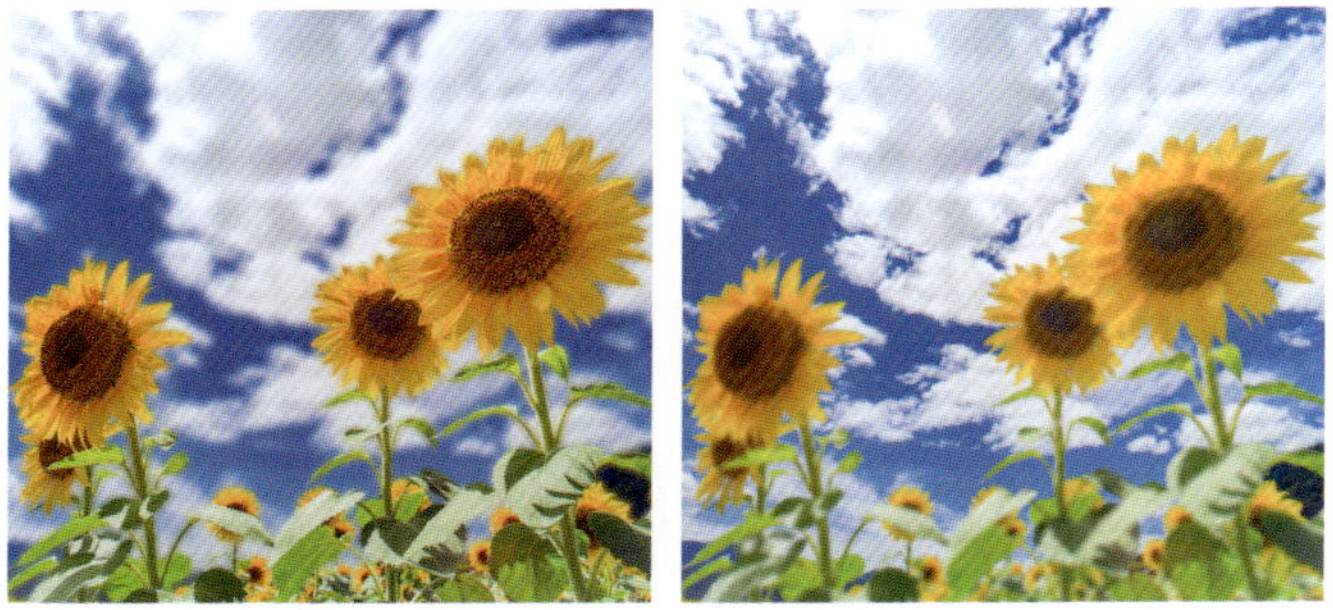

### ひまわりと空、ピントはどっち？

一見同じ写真ですが、ピントが違います。手前のひまわりにピントを合わせた写真と、奥の空にピントを合わせた写真。交互に30秒ずつ見ることで脳内視力が鍛えられます。

## 21 文字探し

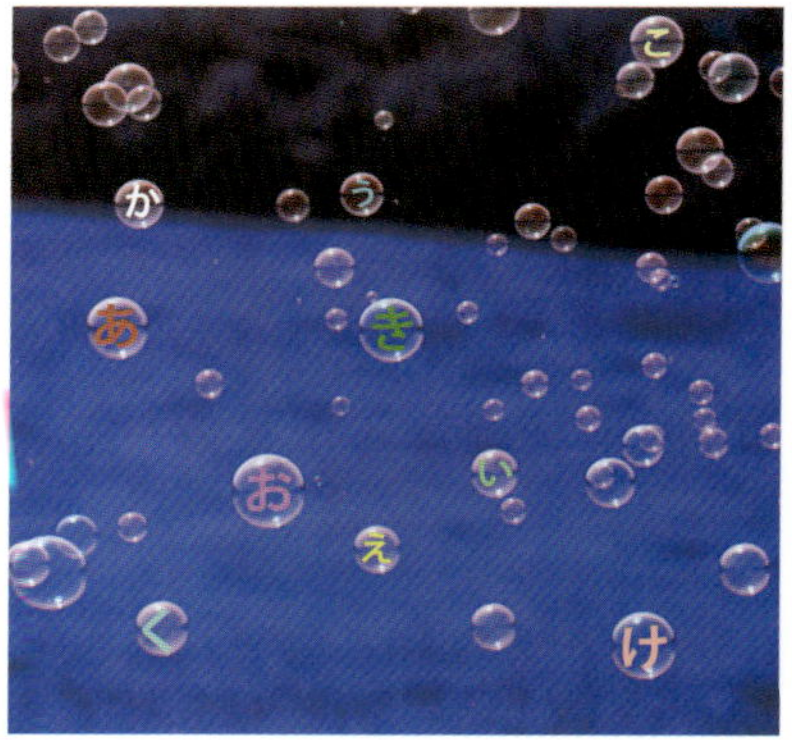


### 1回、1回、目を閉じてひらがなを追おう

まず、目をギュッと閉じてから見開いて、「あ」を探します。見つけたらすぐに目をギュッと閉じてまた見開いて「い」……この順番に「こ」まで続けましょう。現代病といっても過言ではない、ドライアイと眼精疲労にとても有効です。目の周りも含めてスッキリするはずです。

## 22 空を見上げる

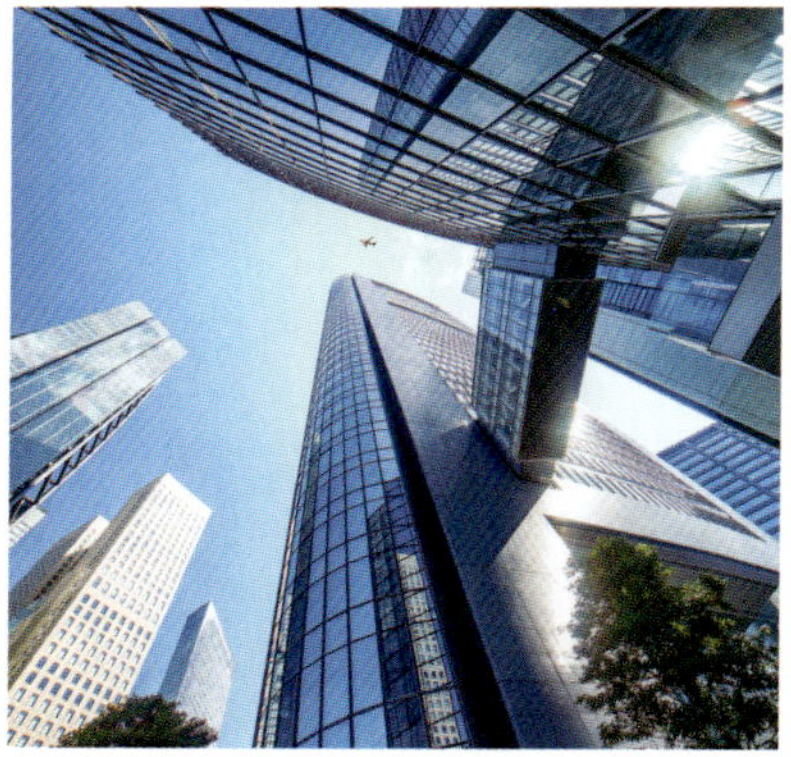

### たまには空を見上げてみて

1分間、ボーッと眺めてください。現代人は、スマホばかり見つめていて、空を見上げることがほとんどなくなったのではないでしょうか？　街中でも空を見上げてみてください。実は目のコリをほぐす奥行きのある世界が広がっています。

## 23 ランプの景色

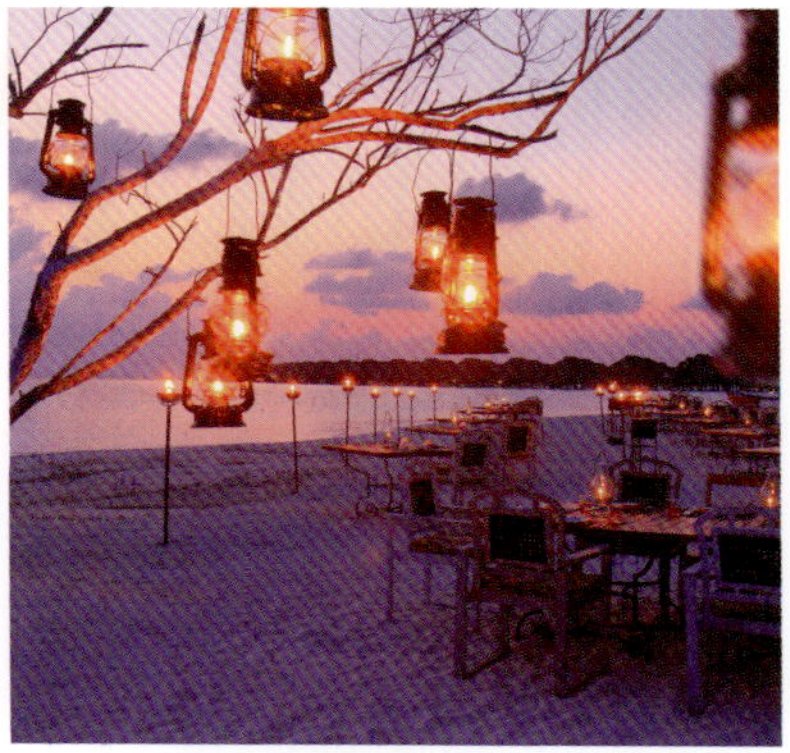

### 寝る前に眺めたい心癒やされる写真

夕刻の薄暗いやや紫がかった光は紅掛空色《べにかけそらいろ》と表現されます。紅色かかった空色で実際には赤みがかった淡い青紫色といえます。1日の終わりに一瞬だけ見せる空の色の変化はとても幻想的で目と心を癒してくれる色です。ぜひ、寝る前や仕事から帰ったあと、約1分間ボーッと眺めてください。

## 24 滝

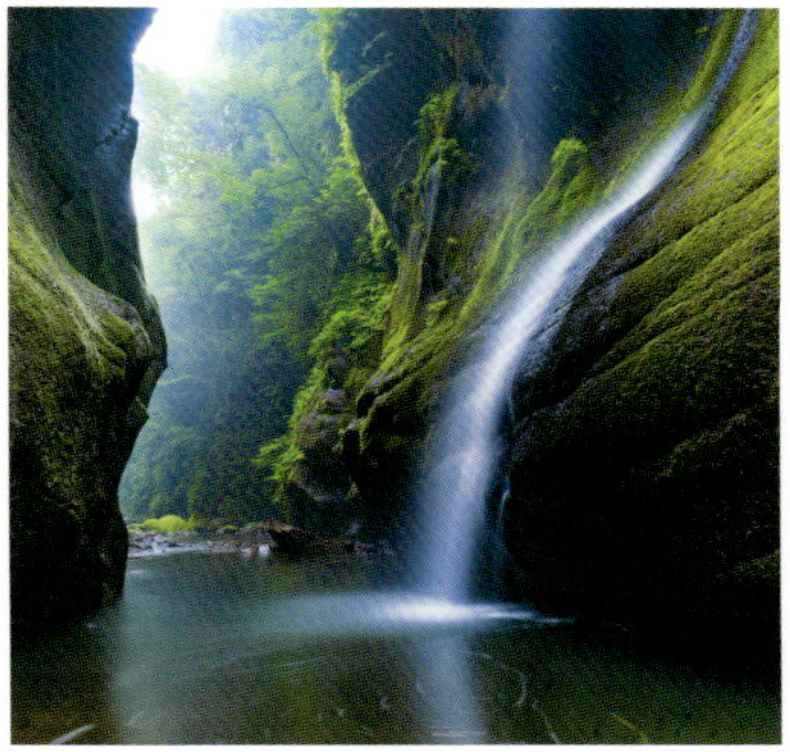

### 滝の流れを目で追ってみましょう!

滝の流れを目で追い眼筋ストレッチをしましょう。幻想的な景色は心に安らぎをもたらします。滝の流れを目で追ったあとは、ボーッと約1分程度、写真を眺めてください。

## 25 白内障発見

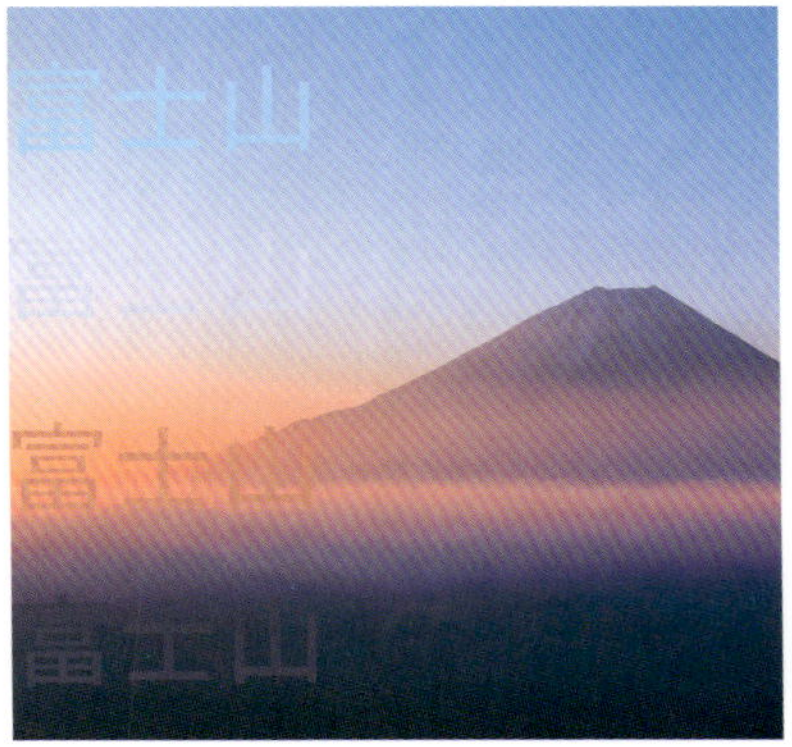


### 「富士山」の文字がすべて見えますか?

白内障《はくないしょう》になると細かい違いがわかりづらくなります。コントラストの感度が低下すると表現しますが、細かい色合いや形の違いが認識できるか試してみてください。写真の中には、「富士山」という文字が4つ書かれています。この文字がどこか欠けているようでしたら、白内障の恐れがあります。白内障に限らず、目の病気は早期発見がとても大切です。

**26**

緑内障発見

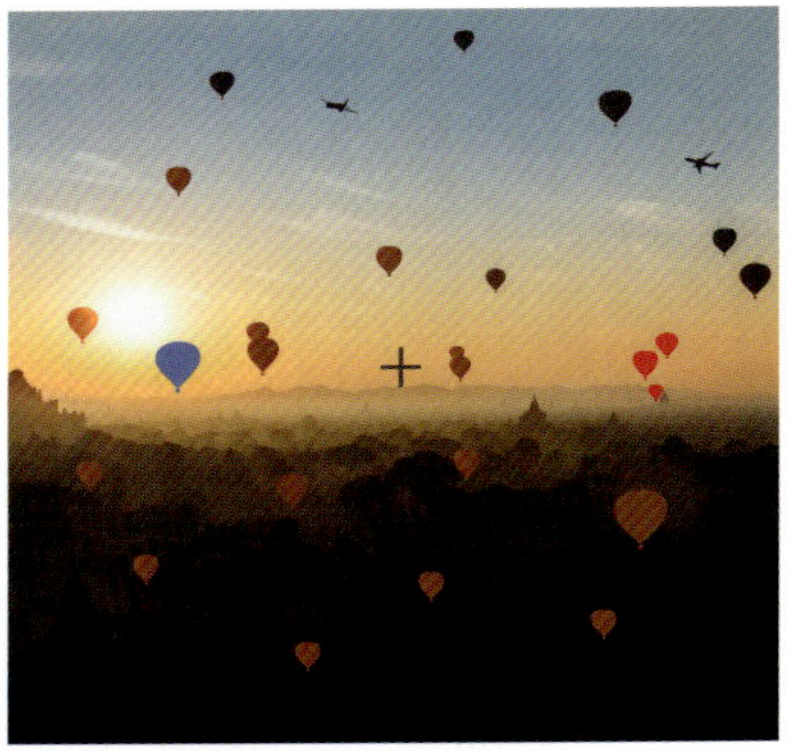

## 赤い気球が消える場所を探してください

緑内障をチェックする写真です。まず、両目で写真を見て、飛行機やさまざまな気球の位置をだいたいでいいので把握してください。次に、片目を閉じて、もう一方の目で中央の＋マークを写真の正面から見つめてください。写真から15センチ程度離れたところに、右目で見た場合は右側にある赤い3つの気球が、左目の場合は、左側の青い気球がそれぞれ消えて見える場所があります。消えたときに、最初に把握したほかの気球や飛行機が全部見えていれば大丈夫です。

**27**

加齢黄斑変性発見

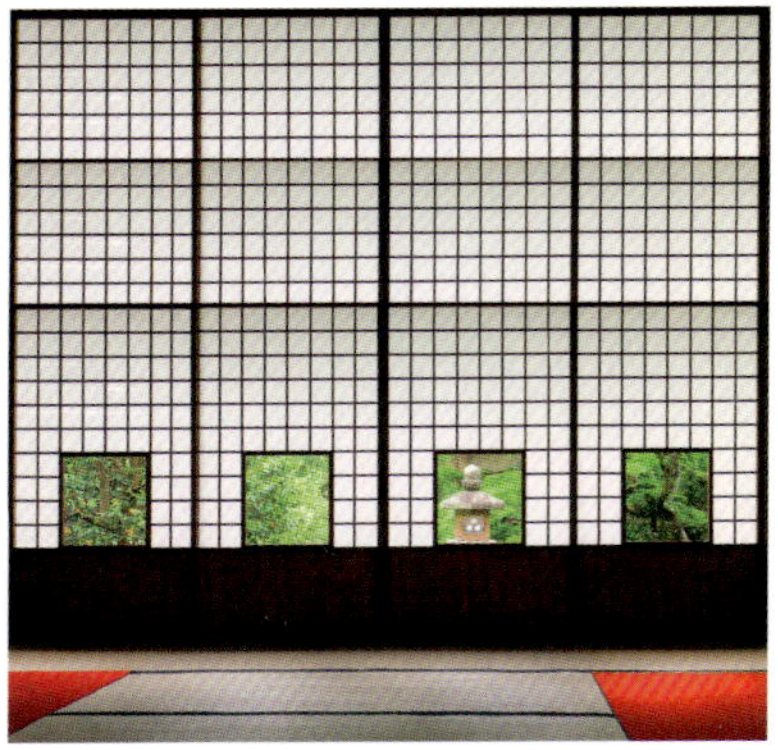

## 写真を見て、線がゆがんでいないかなどを確認

加齢黄斑変性をチェックする写真です。格子模様がゆがんでいないか、部分的に欠けているところはないか確認してください。加齢黄斑変性になると、縦横の線が影響受けやすく、波打って見えるようになります。進行してくると、見たいものがゆがみ、視野の中心が暗くなったり、欠けたりして顕著な視力低下を起こします。加齢黄斑変性という病名にあまりなじみがない方もいるかもしれませんが、高齢化と生活スタイルの欧米化により近年、日本でも著しく増加しており、失明原因の第4位となっています。50歳以上の人の約1%にみられ、高齢になるほど多く、視界の中心に障害が現れるので、気がつきやすいはずなのですが、両目で見ていると、よい方の目で補完されてしまって、実際にはなかなか気がつけない人もいます。ぜひ、チェックしてみてください。

※25.26.27の写真での検査は、あくまで簡易検査ですので、
気になる症状や異常を感じる場合はまずは眼科専門医の診察を受けてください

# 編集部 おススメの1枚

どの写真を選ぼうか迷った方は、まずこの写真から選んでみてはいかがでしょう。

**夜、寝る前の1枚**

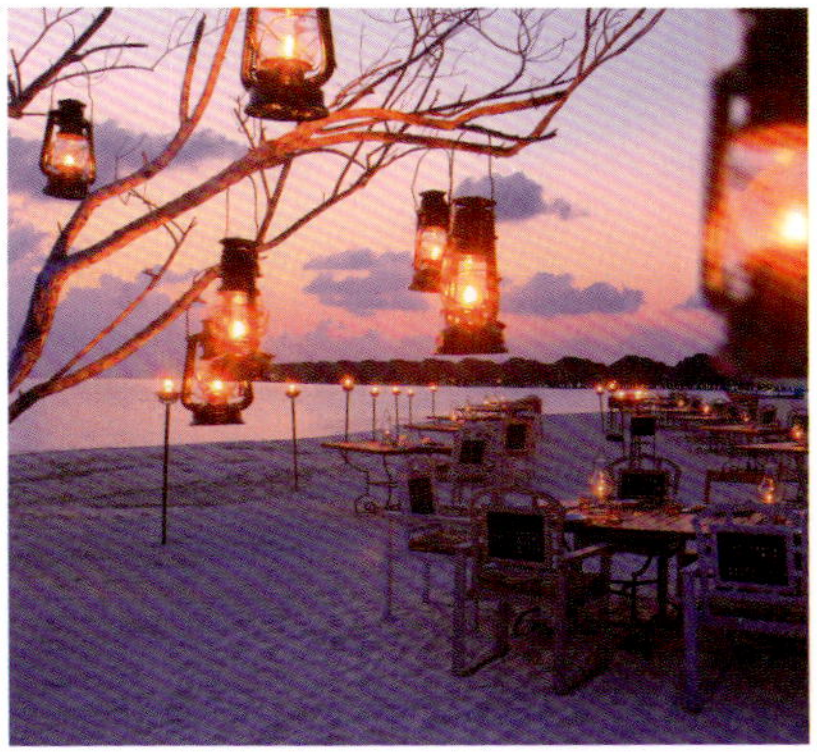

1日働いた目を
休める！

**ドライアイがひどい人向け**

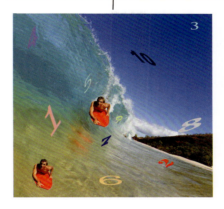

パソコン周辺に
貼ってみて！

**家族のみんなでぜひ**

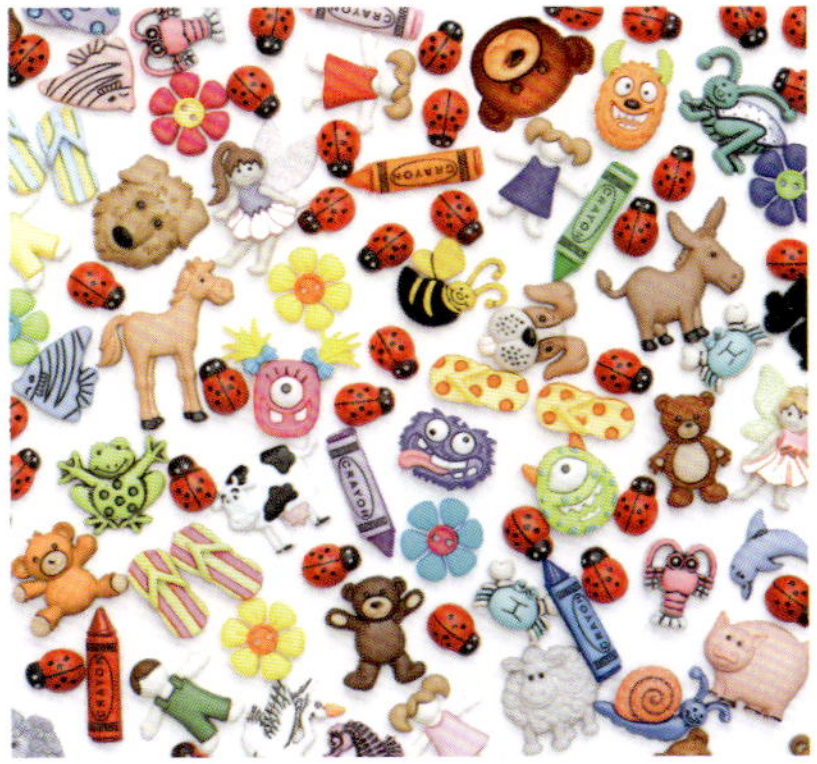

楽しみながら
目を鍛える！

**リラックスしたいときに!!**

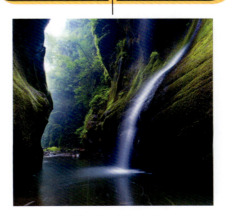

疲れ目が
ひどいときの1枚！

1

# こんな人は今スグ すごい写真で目のケアを

知らず知らず悪化している目。
最近増えている怖い目の症状を紹介します。

## （視力が悪化しても矯正でなんとかなると思っている人）

### —近視が進行して失明することも—

### 近視放置は失明につながるおそれも

「もう視力なんてよくならない」、「視力が落ちたけどメガネの度数を上げればいいか」。

そう思って、目のケアを何もしていない人はいませんか？

でも、近視の進行をそのままにしておくと、そのうち強度近視（0.03以下ぐらい※）に進行し、最悪、さまざまな目の障害を引き起こす病的近視に進行することもあります。そこから失明してしまうという危険性があることもわかってきました。

この話、決して他人事ではないのです。

### 約30年後、失明する人が今の3倍に!!

英アングリア・ラスキン大学の研究チームによると、このままでは世界全体の目が見えない人の数が、2050年までに1億1500万人に達するのだそうです。現在の約3倍に相当する数字です。日本でも、近視の人が増加しているという調査結果が次々に出ています。

近視の原因としては、遺伝的要因と環境的要因、または両方の関与が考えられます。遺伝的要因を取り除くことは難しいかもしれませんが、**環境的要因であれば、日常的なケアで防げることもあります。**

※この数値はあくまでイメージです。実際には裸眼でピントが15センチ以下の近視のことをいいます。

# パソコン・スマホ・ゲーム機を長時間使用している人

## —IT眼症、スマホ老眼の危険が—

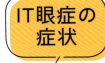

### IT眼症の症状

- 目が疲れる
- 目が乾く
- まぶしい
- 吐き気
- 頭痛
- ピントが合わない
- ものが二重に見える
- 気分がすぐれない

などなど

### スマホなどの長時間使用がうつ病などの症状に

「寝る直前までスマホが手放せない」、「ゲームが大好きだ」。

そんな人、またはそんなお子さんにお悩みの親御さんに注意してもらいたいのが、IT眼症です。

IT眼症とは、別名「VDT症候群（Visual Display Terminal Syndrome）」とも呼ばれ、パソコンなどのディスプレイを長時間見続けることで生じる充血やドライアイ、近視、頭痛や不眠など、さまざまな症状の総称です。**単に目の不調があるだけでなく、うつなどの精神疾患につながることも。**

また、長期間スマホを利用すると、ピントが近いまま視線がほぼ動かない、まばたきが減るなどの状態が続き、目の筋肉のコリからピント調整がうまくできなくなります。若くして老眼のような症状が出る「スマホ老眼」も増えています。

### こまめに目を休めましょう

パソコンやスマホなどを使わずに生活するのは難しいでしょう。

ですから、使用するときは、10分に一度、視線をディスプレイから少し外しましょう。消灯後の暗いところでのスマホ使用も避けてください。

# 黒板の字が見えにくくなったと子どもがいい始めて不安

## —早いケアが劇的回復を生むことも—

### 子どもの近視のサイン

見えていないということには意外と気がつきにくいもの。小さいお子さんの場合はなおさらです。以下のサインを見たら気をつけてください。

- 勉強などで近くを見続けると、すぐ目の疲れを訴える
- 目を細める
- ものに極端に近づいて見る
- 小首を傾げながら見る

などなど

### 近視で悩む子どもの割合が30年間で倍以上に

近年、視力の低い子ども、近視の子どもがとても増えています。これは実感レベルの話ではありません。

文部科学省の「平成29年度学校保健統計」によると、小学生の3分の1が裸眼視力1.0未満、さらに8.72％が裸眼視力0.3未満という、過去最悪の状況（30年前の倍以上の割合）となっています。小さなお子さんを持つ親御さんにとっては、心配になる調査結果です。

子どもの視力低下は、遺伝的要因ではなく環境的要因によって引き起こされていることも少なくありません。

もし、遺伝的要素だけであるならば、30年間で倍以上も増えるということはないでしょう。外で遊ぶことが減り、**家でテレビやゲーム、スマホを見る時間が増えている、現代の子どもたちは、昔の子どもたちよりも視力低下の危険にさらされている**のです。

早いうちから目のケアをしておけば、環境的要因の近視を予防できる可能性は高くなります。テレビやスマホを見る時間を決める、なるべく外に連れていくなど、何かしらの対策をしてみてはいかがでしょうか。

意識するだけでも違います。

# 目がすぐしょぼしょぼする、夕方になると目がかすむ

## —放っておくと危険、ドライアイと眼精疲労—

**ドライアイ対策は蒸しタオルで**

水に濡らし適度にしぼったタオルを電子レンジで500wで1分(600wで50秒)程度温めてください。やけどしないように温度を確認してから使用してください。

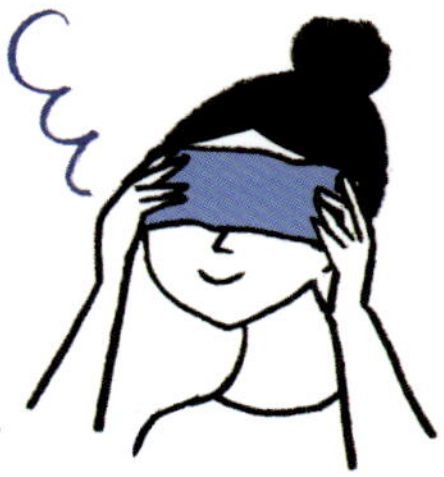

### ドライアイや疲れ目がほかの疾患を生むことも

眼精疲労とは、目の疲労が慢性的な状態になることをいいます。単なる「疲れ目」とは違います。疲れ目はちょっと目を閉じるなどして休ませるだけで回復しますが、眼精疲労は簡単には改善しません。放っておくと肩こりや頭痛など、目以外の部位にも支障をきたします。

また、ドライアイとは、単に目が乾いているだけと簡単に考えてはいけません。

通常、目の表面は涙で潤っています。この涙には、保湿効果、殺菌効果、栄養補給などさまざまな役割があります。そのため**ドライアイを放置していると、眼精疲労や目の充血、視力低下など、さまざまな症状を引き起こす**恐れがあるのです。湿度低下につながるエアコン、まばたきの回数の減少による目の乾燥を引き起こし得るパソコン・スマホの長時間使用は、ドライアイの原因になるといわれます。目がしょぼしょぼしている、夕方になると目がかすむ、という方は、ドライアイを疑ったほうがいいかもしれません。

ドライアイが心配な人は、涙を促すためにまばたきをする、目を温める、眼科でドライアイの点眼液を処方してもらう、といった対策をしましょう。

今スグこの3つの
写真をチェック

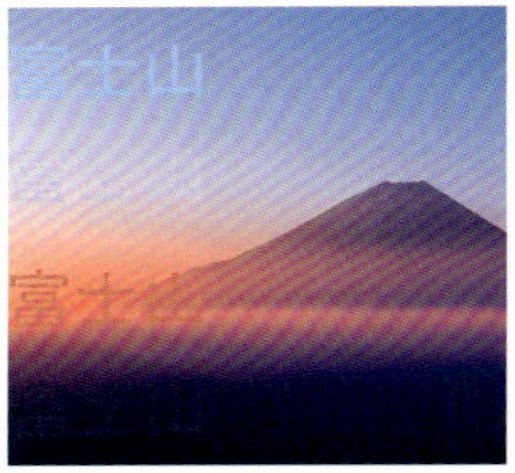

25 白内障

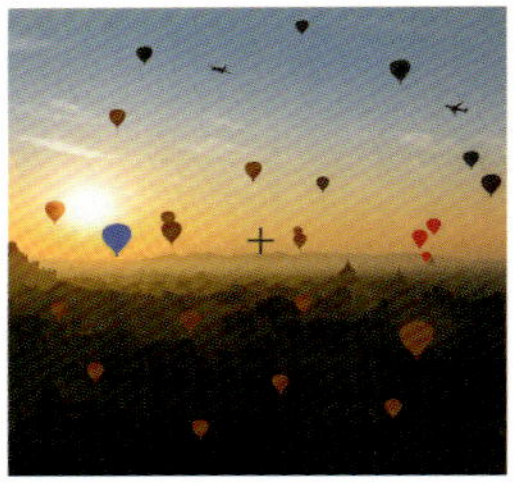

26 緑内障

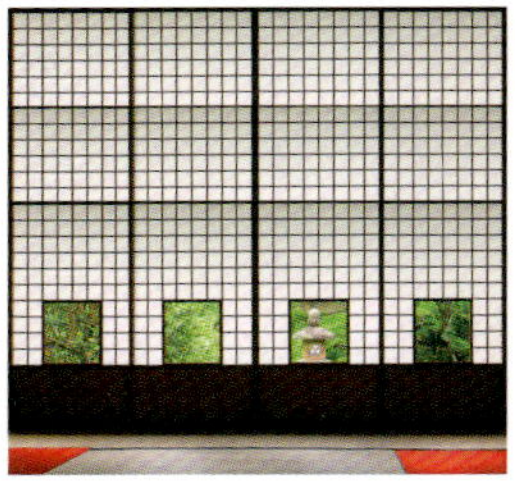

27 加齢黄斑変性

# （目の病気が心配！）

## —白内障、緑内障、加齢黄斑変性は早期発見が何より大事—

### 白内障《はくないしょう》

水晶体が白く濁ることにより、視界がかすんだり、光がまぶしく感じられたりする病気です。加齢の場合は、早い人で40〜50代でなり、80代になるとほとんどの人がかかります。

通常は非常に穏やかに進行するため、視力の低下に気づきにくいですが、目が疲れやすい、夕方になると見えづらいという人は早めの対処を。

### 緑内障《りょくないしょう》

主に眼圧が上がることで視神経に障害をきたし、視野が狭くなる進行性の病気です。中・末期になるまで本人が気づきにくくやっかいな病気です。放っておくと失明します。簡易チェックで視野に違和感があれば、眼科で検査をしてください。早期発見により、失明のリスクは大幅に下げられます。

### 加齢黄斑変性《かれいおうはんへんせい》

黄斑部という網膜《もうまく》の中心部、すなわち、視力の中心といえる部位が、加齢とともにダメージを受けて発症します。見ようと思い視線を向けたものが、ゆがんで見えたり、潰れて暗く見えたり、見えなくなったりします。**光をまったく感じられなくなるわけではないのですが、見たいものが見られなくなるので「社会的失明」という状態**におちいります。食事を含めた不規則な生活習慣や喫煙、ブルーライトなどが原因となります。

※25.26.27の写真での検査は、あくまで簡易検査ですので、気になる症状や異常を感じる場合はまずは眼科専門医の診察を受けてください

コラム

# 今スグ実践できる目にやさしい5つの習慣

写真を見ること以外の目をいたわる方法を紹介します

## 1 外では遠くを見る

近くを見ていると毛様体筋が緊張した状態になります。外に出たら、遠くの建物や景色などを見て、毛様体筋をリラックスさせましょう。

## 2 パソコンの画面から目を50センチ以上離す

パソコンの画面に近づくと、目だけでなく姿勢も悪くなります。50センチ以上は離れて、ブルーライトをカットするメガネなども使いましょう。

## 3 夏は紫外線対策を

目から入る紫外線は、角結膜炎《かくけつまくえん》や白内障などの原因にもなります。外に出て紫外線を完全に防ぐことはできませんが、サングラスである程度は防げます。

## 4 スマホの明るさは下げる

スマホから発せられる強い光は、目にとって大きな負担。画面の明るさを抑える、背景と文字を反転させて黒バックにするなどしましょう。

## 5 1日2時間は外に出る

紫外線を浴びると目に悪いといいましたが、血行促進や新陳代謝の役割も担っています。1日2時間程度は日光を浴びましょう。また太陽光の中には、近視を抑制する光も入っています。

# おわりに

写真を見て、目をよくする。このメソッドには、
その効果を得てもらうこと以外に、
２つの意図があります。

スマホが普及し、
外でも画面ばかりを見て、
周りの景色を見ない人が増えています。
そのため、目は緊張状態が続き、
かつてないほど酷使されています。

本書の多くの写真のように、世の中には、
きれいな景色、
おもしろい風景があふれています。
この本をきっかけに、
周りのものを見るということを
もっと意識してほしかったのです。

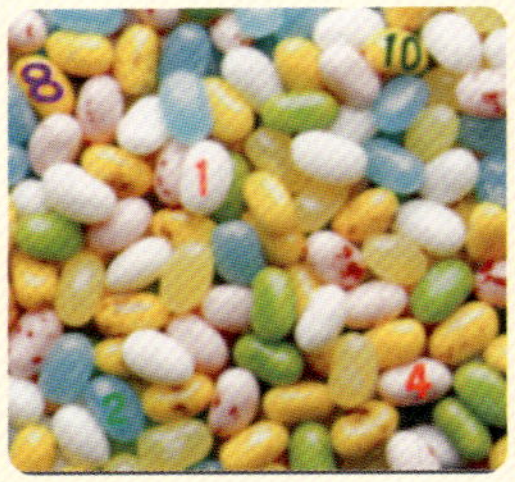

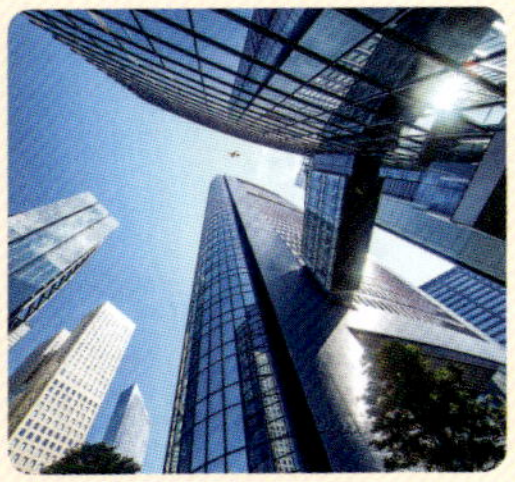

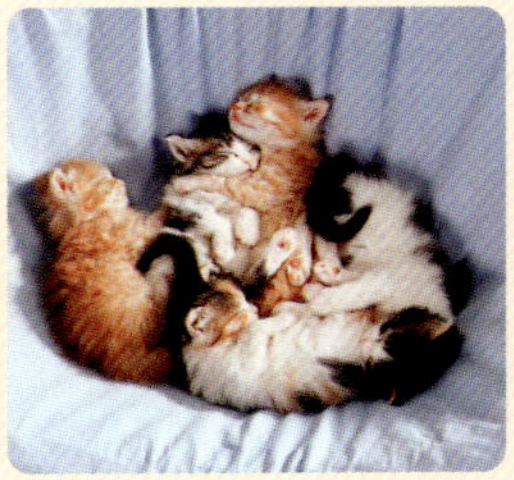

そして、もう１つは、
コミュニケーションを増やしたいという意図です。

近年、問題視されている子どもの視力低下は、
親子のコミュニケーション不足も
原因の１つとして考えられます。
親はスマホでＳＮＳに、
子どもはゲームや動画に夢中。
誰かと一緒に景色を見たり、
写真を見たりする機会が、
めっきり減ってしまったのです。

本書の写真を、
いろいろな場所に貼ってみてください。
家で職場で、みんなとワイワイ楽しみながら、
「見ること」への意識を
高めていただけると幸いです。

眼科専門医　林田康隆

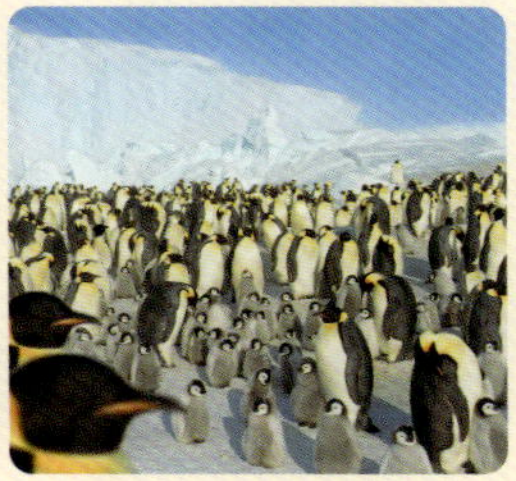

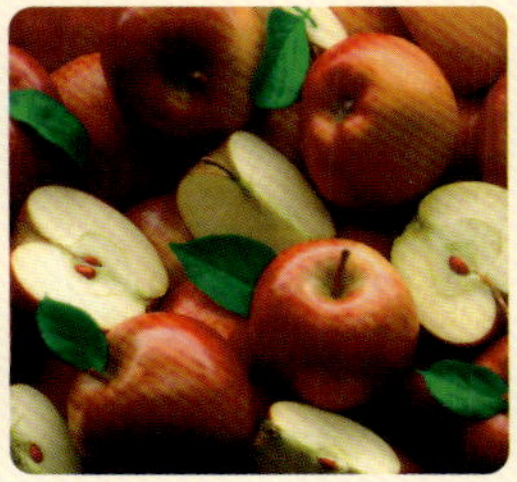

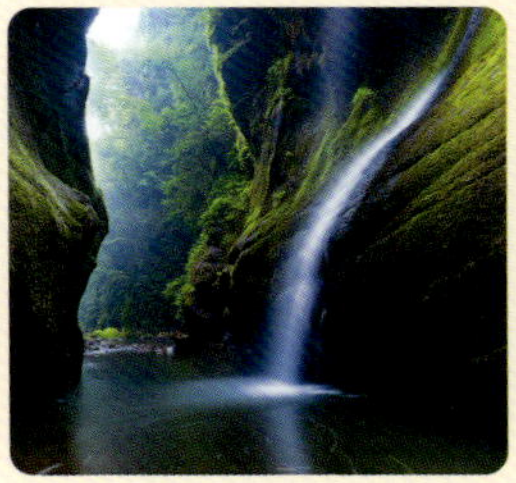

# ANSWER
# メソッドの答え

## 5 迷路

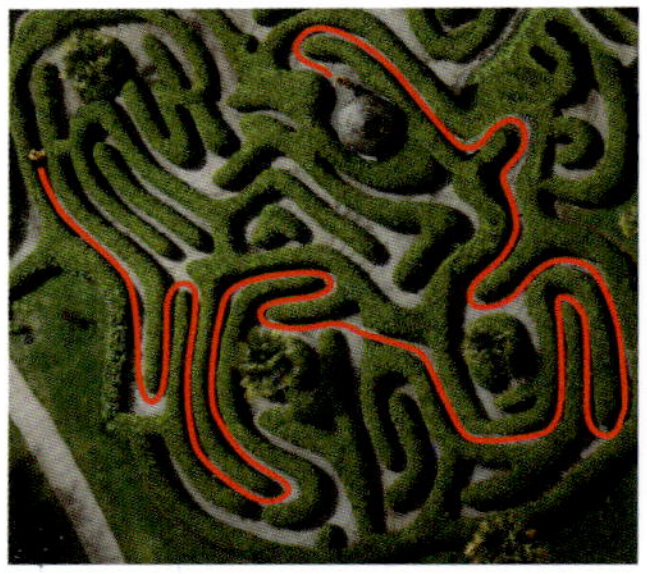

## 2 数字探し

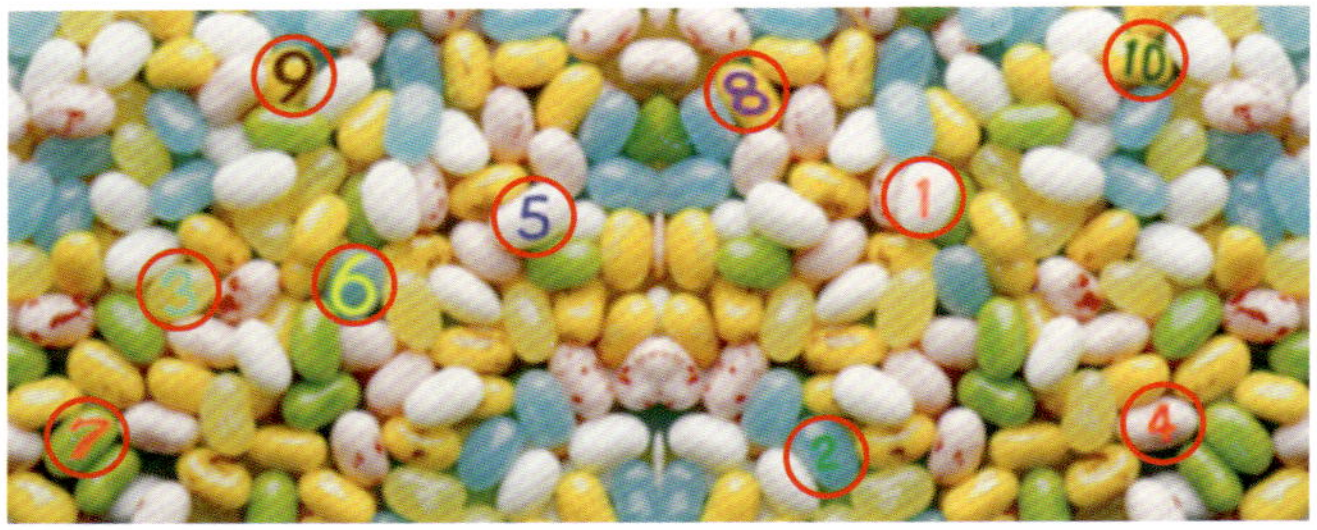

## 15 ペンギンのヒナ

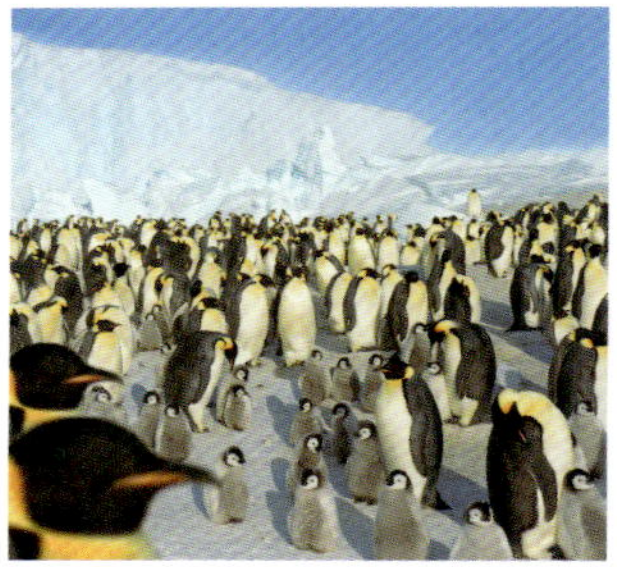

ヒナの頭は24

## 9 間違い探し

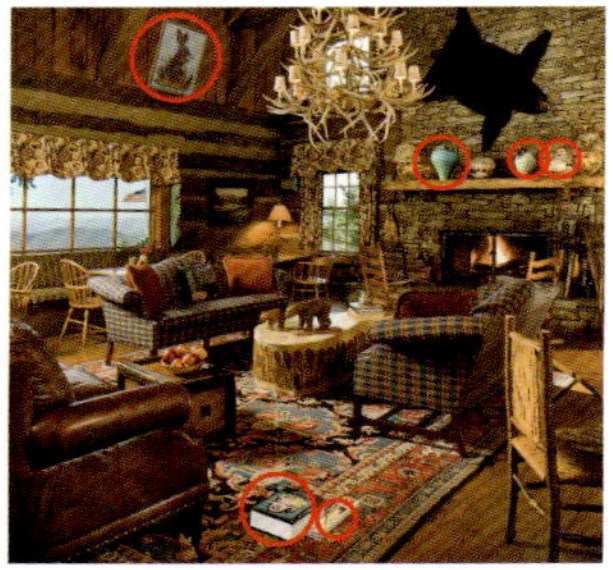

## 6 色の不思議

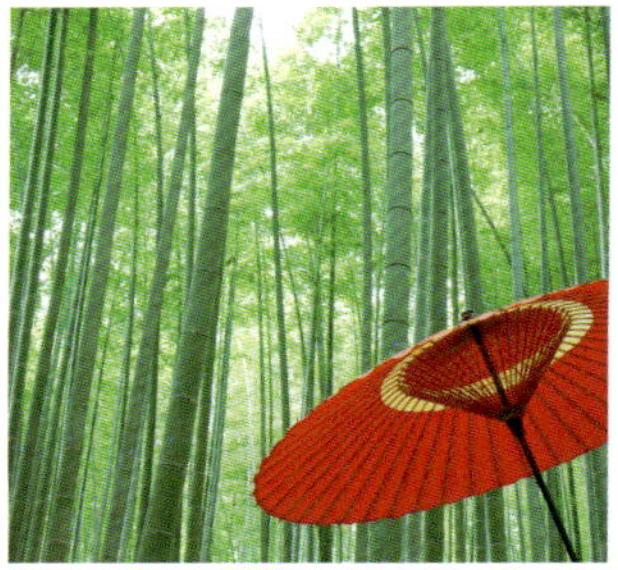

写真提供：アフロ（アフロ、Alamy、12か月、Food & Drink Photos、Jose Fuste Raga、Juniors Bildarchiv、KENJI GOSHIMA、Pacific Stock、SEO DAE GYOO、SIME、Topic Images、アールクリエイション、エムオーフォトス、延原 真、高椋俊樹、山口博之、山本忠男、小田洋二郎、青木紘二、早坂正志、中村庸夫、中島劭一郎、田中秀明、田中重樹、峰脇英樹）

## 21 文字探し

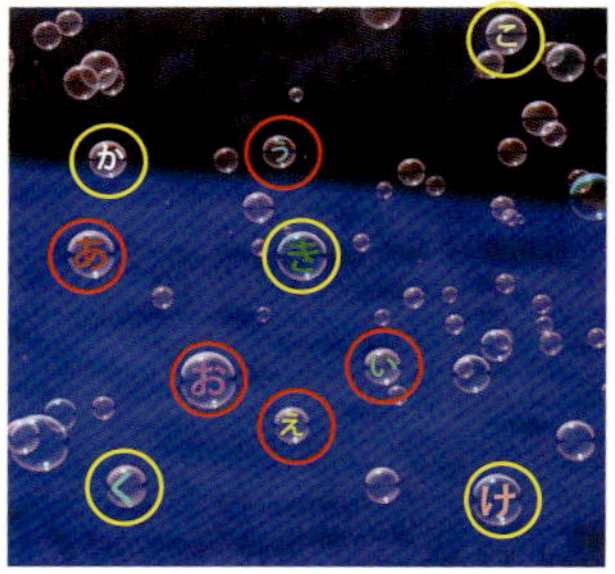

## 18 おもちゃを探す

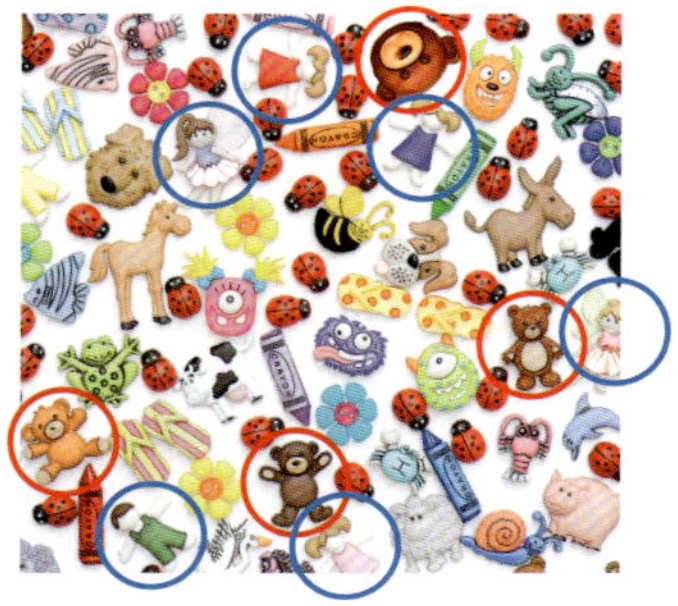

クマ4匹、子どもと妖精6人

## 17 サーフィン

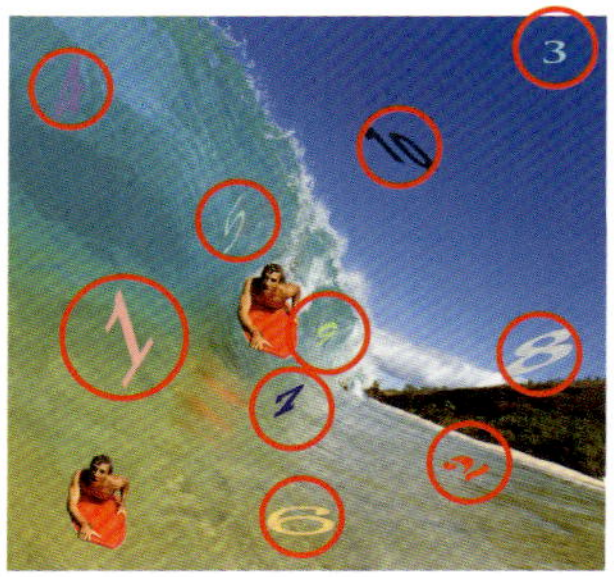

## 16 子猫は何匹？

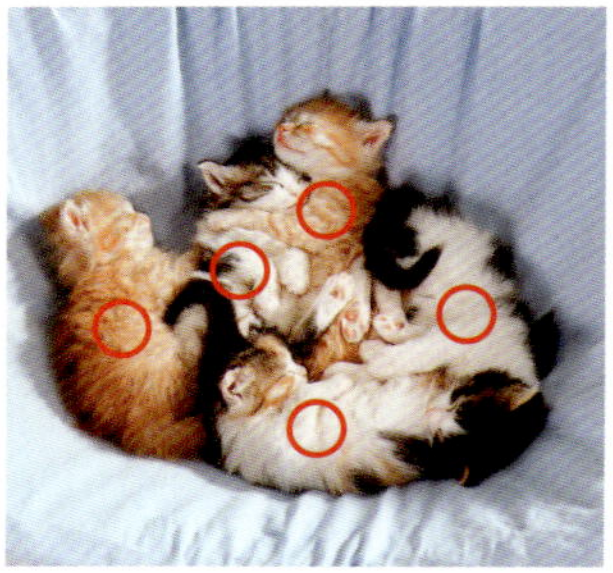

子猫は5匹

眼科専門医が作った

**貼るだけで目がよくなるすごい写真**

発行日　2018 年 10 月 1 日　第 1 刷
発行日　2025 年 7 月 15 日　第 15 刷

**著者**　林田康隆

**本書プロジェクトチーム**
**編集統括**　柿内尚文
**編集担当**　小林英史、中村悟志
**企画協力**　日比野佐和子
**デザイン**　細山田光宣＋鈴木あづさ（細山田デザイン事務所）
**カバーイラスト**　山内庸資
**イラスト**　オガワナホ
**編集協力**　井上幸、香川誠
**校正**　中山祐子
**DTP**　廣瀬梨江

**営業統括**　丸山敏生
**営業推進**　増尾友裕、綱脇愛、桐山敦子、相澤いづみ、寺内未来子
**販売促進**　池田孝一郎、石井耕平、熊切絵理、菊山清佳、山口瑞穂、吉村寿美子、矢橋寛子、遠藤真知子、森田真紀、氏家和佳子
**プロモーション**　山田美恵、川上留依、鈴木あい

**編集**　栗田亘、村上芳子、大住兼正、菊地貴広、福田麻衣、小澤由利子、宮崎由唯
**メディア開発**　池田剛、中山景、長野太介、入江翔子、志摩晃司
**管理部**　早坂裕子、生越こずえ、本間美咲
**発行人**　坂下毅

発行所　株式会社アスコム

〒105-0003
東京都港区西新橋 2-23-1　3 東洋海事ビル
TEL：03-5425-6625

印刷・製本　株式会社光邦


Printed in Japan ISBN 978-4-7762-1004-7

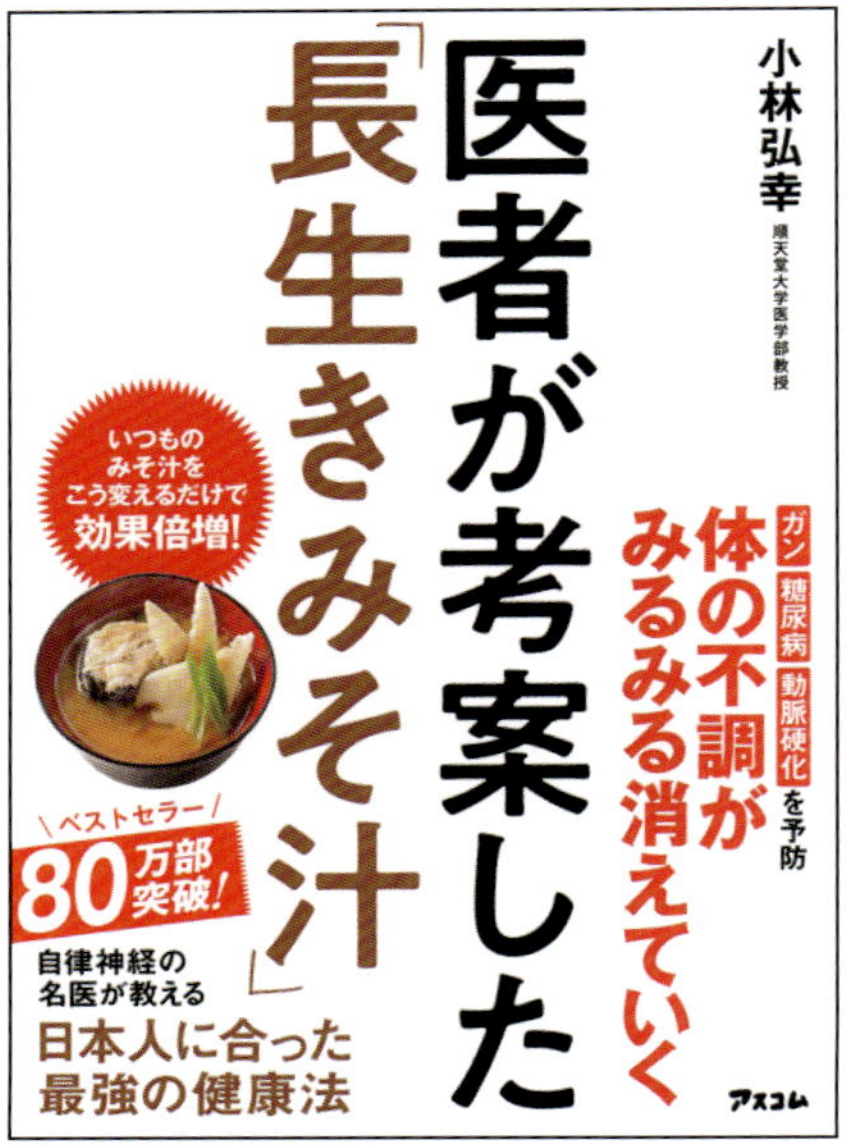


ベストセラー!
80万部
突破!

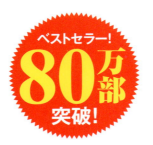

# 医者が考案した「長生きみそ汁」

順天堂大学医学部教授 小林弘幸

A5判 定価：1,430円（本体1,300円＋税10％）

## 日本人に合った最強の健康法！

◎豊富な乳酸菌が腸内環境を整える
◎血糖値の上昇を抑えるメラノイジンが豊富
◎自律神経のバランスが改善！
◎老化のスピードが抑えられる！

### 長生きみそ汁の効果に驚きの声！喜びの声！

●「飲み始めたら心が落ち着き、血圧も下がってきた」（64歳 男性）
●「慢性的な疲労がとれ、心も体も晴れやかです！」（58歳 女性）

お求めは書店で。お近くにない場合は、ブックサービス ☎0120-29-9625までご注文ください。アスコム公式サイト http://www.ascom-inc.jp/からも、お求めになれます。

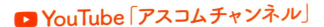